看護の沼にハマる❷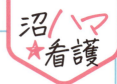

ハヤピン
Presents
採血・静脈ルート確保

ハヤピン 著
石塚睦子 監修・編集協力

日本看護協会出版会

はじめに

　この度は、この本を手に取っていただき、心より感謝いたします。きっとこの本を手に取ってくださった方は、注射や採血、静脈ルート確保などに悩んでいるか、少し不安を感じている方だと思います。看護師になってまだ間もない頃、学生のときに少しだけ練習モデルに対して穿刺をした経験はあるけれど、実際に患者さんに行うと失敗してしまう、そんな状況ではないでしょうか。

　実際、僕も新人の頃は採血や静脈ルート確保がとても苦手でした。何度も失敗し、そのたびに落ち込み、正直、穿刺自体が怖くなっていたこともあります。それでも採血や静脈ルート確保は、看護師である限り避けては通れない業務です。では、どうやってそのスランプを乗り越えたのか？ それは「コツ」をつかむことでした。

　基本的な手順や技術は、学校や職場で教えてもらえますが、「コツ」や「ポイント」はなかなか教えてもらえないものです。なぜなら、その技術は先輩たち自身が血の滲むような努力で得たものであり、簡単に教えることが難しいからです。また、職場の環境によっては、教える時間がなかなか取れなかったり、教える側のプレッシャーもあって後輩に失敗を見せたくないという心理も働きます。

　その現実を痛感した僕は、5年前に YouTube で注射のコツを発信することを始めました。すると、思っていた以上に多くの看護師さんが同じように悩んでいることに気づいたのです。そして、その悩みを少しでも軽くして、笑顔で働ける看護師を増やした

いという思いで、様々な文献やガイドラインを調べ、自分自身の臨床経験をもとに動画や投稿を続けてきました。現在では、YouTube で約 300 本、Instagram で約 200 本のコンテンツを公開しています。

　この本を手にしたあなたが、少しでも採血や静脈ルート確保の不安を軽減できるよう、また、スランプに陥ったときに勇気を与える一冊になることを願っています。採血・静脈ルート確保に関するこれほど多くの知識と技術を凝縮したこの本は、とても貴重なものだと確信しています。もし新人看護師時代の自分にこの本を渡せるなら、「これがあれば大丈夫」とポンッと肩を叩いてプレゼントしたいです。
　どうか、この本があなたにとって、前向きな一歩を踏み出すきっかけとなりますように。看護師としてのスキル向上が、より多くの患者さんの回復につながることを信じています。

　最後に、この本の制作にあたりご指導いただいた監修・編集協力の石塚睦子先生、細やかな修正や変更にご対応をいただいた編集担当の金子あゆみ様と日本看護協会出版会の編集部の皆様、イラストレーターの皆様に深く感謝申し上げます。また、日頃からYouTube や Instagram で応援してくださっている皆様のおかげで、この本が出版できました。本当にありがとうございます。
　これからも一緒に学んで、一緒に成長していきましょう！

2024 年 12 月 1 日　ハヤピン

Contents

はじめに …………………………………………………………………ii

Lesson | 1 | 採血を成功させるために 万全な準備とメンタル調整
…………………………………………………………001
- 準備は万全に …………………………………………002
- 穿刺時の緊張を抑えるためのメンタル調整 …………………004

Lesson | 2 | 穿刺する前に押さえておきたいこと …………… 011
- 穿刺の姿勢 …………………………………………012
- 駆血帯の巻き方 ……………………………………018
- 静脈血管の固定手技 ………………………………024

Lesson | 3 | 針の選択と穿刺方法 …………………………029
- 針の構造 …………………………………………030
- 穿刺の方法 ………………………………………032
- 翼状針による採血 ………………………………034
- 直針と翼状針の違いと特徴 ……………………036

Lesson | 4 | 採血方法 ……………………………………043
- 注射器(シリンジ)採血 …………………………044
- 真空管(ホルダー)採血 …………………………046

Lesson | 5 | 肘での採血の際に押さえておくべき 静脈・動脈・神経の走行 ………………053
- なぜ肘の血管を選ぶのか ………………………054
- 押さえておくべき神経と動脈の走行 ……………055
- | もっと深掘り | タバチエールに要注意! …………065

Lesson | 6 | 血管の選択 …………………………………067
- 肘の血管へのアプローチ ………………………068
- Yの字の分岐点へのアプローチ …………………073

- 手背の血管へのアプローチ ･･････････････････････････ 075
- 足の血管へのアプローチ ･･････････････････････････ 078

Lesson | 7 | 困難血管へのアプローチと対処法 ･･････････ 085

- 細い血管 ･･･････････････････････････････････ 086
- 逃げる血管 ･････････････････････････････････ 088
- 深くて見えない血管 ･････････････････････････ 091
- 血管が出にくい人への対処法 ･････････････････ 095

Lesson | 8 | 採血時のトラブル対処法 ･････････････････････ 099

- 採血途中で血液が出なくなった！ ･････････････ 100
- 採血後に皮下出血が生じてしまった！ ･････････ 105

Lesson | 9 | 正確な血液検査のために ･････････････････････ 111

- 採血スピッツに血液を入れる順序 ･････････････ 112
- 正しい転倒混和の方法 ･･･････････････････････ 121
- 採血スピッツ内の陰圧に注意 ･････････････････ 123
- 検査データに影響する、やってはいけない採血手技 ･･････ 127

Lesson | 10 | 静脈ルート確保の基本 ･･･････････････････････ 137

- 静脈留置針の構造と特徴 ･････････････････････ 138
- 静脈ルート確保 4 つのステップ ･･････････････ 140

Lesson | 11 | 静脈ルート確保時の困難血管への アプローチとトラブル対処法 ･･･････････ 149

- 浮腫がある血管 ･････････････････････････････ 150
- 漏れやすい血管、逃げる血管 ･････････････････ 153
- 蛇行している血管、短い血管 ･････････････････ 155
- 点滴ライン内にエアーが入ってしまった！ ･････ 158

参考文献 ･･････････････････････････････････････ 165

索引 ･･･ 166

著者
ハヤピン

　1984年生まれ。高校卒業後、陸上自衛隊で勤務→准看護師・看護師資格取得後、整形外科病院・総合病院等で13年勤務→YouTuber兼主夫。

　2020年1月よりYouTubeにて情報発信開始。毎朝4時に起きて、注射や採血、静脈ルート確保に関する勉強、情報発信活動を重ねる。2024年11月現在、SNS総フォロワー20万人以上（YouTube 11万人、Instagram 6.3万人、TikTok 4.8万人）。

YouTubeチャンネル
【看護師】ハヤピンのNSタメ大学 ▶

監修・編集協力
石塚 睦子

　SBC東京医療大学（旧 了徳寺大学）健康科学部看護学科教授。東京医科大学看護専門学校、明治大学、武蔵野大学大学院卒。東京医科大学病院看護師、東京医科大学看護専門学校専任教員・教務主任を経て、2015年より現職。

　主な著書に『よくわかる周手術期看護』（Gakken）、『看護学生クイックノート』（照林社）、『看護技術クイックノート』（照林社）、『わかりやすい与薬』（テコム）など多数。

Lesson 1

採血を成功させるために
万全な準備とメンタル調整

動画はこちら▶

採血を成功させるためには何が大切だと思いますか？ 穿刺技術が重要だということは誰でもわかると思います。でもその前に、事前の準備やメンタル調整が成否を左右するのです。穿刺手技や血管選びについて学ぶ前に、まずは採血を行うにあたっての心構えについて押さえておきましょう。

準備は万全に

物品の準備

　採血は基本的には誰にも助けを得られない状況下で行います。特に施設で働く看護師さんや訪問看護師さんなどは、不測の事態が起きても1人で解決しないといけない状況がほとんどです。そのため、採血を実施する前に、自分の手の届く位置に必要なものがすべて揃っているかどうかを確認することが重要です。

　途中で採血スピッツ（真空採血管）が足りなくなったり、テープを忘れてしまったりすると動揺してしまいます。その動揺が患者さんに伝わると、患者さんは不安になります。患者さんを不安にさせないためにも、準備は万全に行いましょう。採血時に準備しておく主な物品を **fig.1-1** に示します。

環境の準備

　採血の前に、患者さんの血管の状態を整えておく必要があります。外来の患者さんは来院されてからの対応になりますが、気温の低い季節で四肢が冷えていると血管が出にくい場合があります。また、患者さんによっては静脈血管が見えにくい方もいます。

　駆血しても血管が見えにくければ、事前にホットパック（身体を温めるもの）を当てたり、お湯に手をつけたりなどをして採血部位を温め、室内も暖かくして、血管が出やすい環境をつくっておきます。

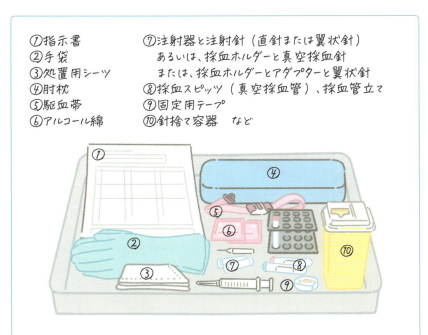

fig.1-1 採血時に準備しておく主な物品

穿刺者の準備

当たり前ですが、採血について勉強し、練習を繰り返して、穿刺技術を身につけておくことが重要です。

❶知識を増やす

知識の引き出しを増やしておくと、不意の状況に遭遇したときなどに必ず役に立ちます。知識の仕入れ先は、参考書、ガイドライン[1-3]、看護研究論文、動画、先輩・同僚の助言などがあります。

ガイドラインやお勧めの参考書を巻末の参考文献欄に記載したので、確認してくださいね。

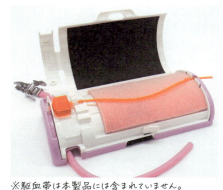

駆血帯を巻く練習（いつ、どの程度のきつさで装着し、いつ外すか）や注射針を刺す角度、注射器の固定方法、抜針と止血の練習などができるシミュレーター。シミュレーターでの練習では失敗が許されるので、練習で不得手なところを自覚し、手技の向上に役立てることができる。
写真のモデルは模擬血管が怒張するため皮膚の感触をつかむことができる。

（画像提供：ケー・シー・シー商会、sensitiv®Ⅳ）

※駆血帯は本製品には含まれていません。

fig.1-2 採血練習キットの一例

❷技術の向上

　日々練習を繰り返し、穿刺技術を向上させましょう。1人でもできるお勧めの練習法として、血管触知の練習（指の腹で皮膚を触り、ぷっくりとした弾力のある血管を探す）、穿刺する練習（ゴム管などを使用）、採血練習キット［fig.1-2］を使った練習などがあります。

採血の練習は、血管に刺すための練習だけでなく、無菌操作や針の刺入角度、針や注射器の固定方法、血液吸入の手技、抜針、止血など多岐にわたりますよ。

穿刺時の緊張を抑えるためのメンタル調整

　採血を行うタイミングは、日勤の朝一番か、それ以外で医師が指示したとき（手術後など）です。朝一番の場合は、バイタルサインの測定や記録、トイレ誘導、口腔ケア、ナースコール対応など様々

なことを行いながら、その合間に採血することが多いと思います。手術後の場合は、術後の患者さんの観察、麻酔覚醒レベルチェック、酸素投与や点滴などの調整、モニタ管理、家族の対応などをしながら、合間に採血を行います。このような状況だと、どうしてもバタバタしてしまい、気持ちが焦ってしまいがちです。必要物品を準備し忘れたり、選択した血管に自信がもてない状態で穿刺して、失敗してしまったりします。

　そうならないための対策は、**とにかく落ち着いて採血する**ことです。落ち着くことで、1回で採血が成功する確率がグンと上がります。バタバタした状況に流されて失敗し、予想外の時間をかけて、患者さんに痛い思いを複数回させてしまうよりも、一度冷静になって落ち着いてから穿刺するほうが、結局は時間短縮になったりもします。

　でも、どうしても緊張してしまう人もいると思うので、注射の緊張を抑えるための方法をお伝えしますね。

僕もすごく緊張するタイプで、術前のルート確保がある日は、出勤前に緊張でおなかが痛くなるため、毎朝立ち寄る行きつけのコンビニのトイレがありましたw。

緊張を抑えるための方法
❶知識・技術の充実
　これは先ほどお伝えしたとおりです。やっぱり知識や技術が不足していると不安になるので、学習あるのみです。

❷脳内イメージトレーニング
　例えば、「必要物品を準備する→必要物品を置く場所を決める→穿刺する→片づける」という一連の流れを事細かにイメージします。このイメージの中で少しでもわからないこと、曖昧なことがあれば、

その時点で解決します。イメージの中で穿刺が成功している状態にまでもっていくことが重要です。

❸ 患者さんの血管の状態を事前に確認しておく

　採血前に患者さんに血管をみせてもらい、血管がはっきりと出ていれば安心して緊張がやわらぐと思います。血管が出ていなければ、出ていないなりの対処法を行って、できるだけよい血管の状態で穿刺できるよう、血管の状態を整えておきます。

血管が出にくい人への対処法については、Lesson 7のp.95を参照してください。

❹ 失敗したときの対処法を自分なりにマニュアル化しておく

　注射の腕がいくら上達しても、ねらった血管が脆弱だったり、数ミリの手の狂いやちょっとした心理的な動揺により、失敗してしまうこともあります。一度失敗すると、注射をするのが怖くなり、嫌になってしまうかもしれません。

　僕は穿刺を失敗したときの対処法を自分なりにマニュアル化していました[fig.1-3]。対応マニュアルが用意されている施設もあると思いますので、その場合は施設のルールに従ってください。

❺ 焦っているときに平静を取り戻すメンタル調整法

　目の前で不安そうにしている患者さんを見ると、「絶対失敗できない」と思い、過度に緊張してしまうことはあると思います。でも、焦っていたり緊張していると、普段は問題なくできることを失敗してしまったりしますよね。そんなときに平静を取り戻すメンタル調整法はいろいろありますが、ここでは2つご紹介します。

①失敗したら、まずは患者さんに謝罪する
　「すみません。失敗してしまいました。」（言い訳せず、正直に謝罪する）

↓

②適切に対処する
・素早く抜針する　　・しびれの有無を確認する
・止血する　　　　　・痛みの有無を確認する

↓

③もう一度穿刺するときは、患者さんに穿刺する理由を説明する

↓

④できれば失敗した側とは反対の四肢で血管を探す（同じ側を駆血すると、穿刺に失敗した部位が内出血を起こしやすいため）
反対側に適した血管がなければ、少し時間を空けて、同側の四肢の血管を確認する

　　　血管がみつかる ↓　　　　　　↘ 血管がみつからない

⑤穿刺できそうな血管に穿刺する

↓

⑥成功したら、患者さんに痛い思いをさせてしまい申し訳なかったことを伝えるとともに、貴重な経験、勉強させてもらったことに感謝する
・声かけ例：「痛い思いをさせてしまい、すみませんでした。本当に勉強になりました。これからも失敗が減らせるように努力していきます。ありがとうございました。」

⑤穿刺できそうな血管がなければ、ほかの看護師に交代を依頼する
「基本的に穿刺失敗は2回まで」「失敗したときはほかの看護師に交代する」というシンプルなルールを決めておく
・声かけ例：「痛い思いをさせてしまい、すみませんでした。本当に勉強になりました。私の技術では少し難しそうなので、ほかの看護師に交代してもらいます。少々お待ちください。」

fig. 1-3 穿刺を失敗したときのハヤピン流 対応マニュアル

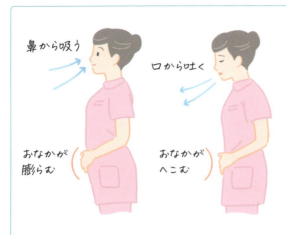

fig.1-4 腹式呼吸

(a) 深呼吸

　焦っているときには深呼吸が効果があるといわれています。その中でも腹式呼吸は緊張をかなりやわらげる効果があるようです。

　胸とおなかに手を当てて、おなかが上下するように呼吸を行います。背筋を伸ばし、鼻からゆっくり息を吸い込み、丹田(おへその下)に空気を溜めていくイメージでおなかを膨らませます。

　次に、口からゆっくり息を吐き出します。おなかをへこませながら、身体の中の悪いものをすべて出しきるように、吸うときの倍くらいの時間をかけて吐きます [fig.1-4]。

　これを5〜10回続けると、かなりリラックスできます。

(b) センタリング

　身体の中心と思われる場所、例えばおへその下のツボである丹田に、自分のネガティブな気持ちや思いを溜めるように意識します。深呼吸とともにその思いを薄め、指先やつま先などからスーっと出

ちょっと深掘り

センタリングは、スポーツ心理学の重鎮ロバート・M・ニデファー博士が心理学の原理に基づき、個人の精神状態を最適化するために開発した技法です。緊張や不安をやわらげ、高い集中力を維持する効果があり、アメリカの特殊部隊でも採用されているそうです。①呼吸に集中する、②身体のパーツに意識を向ける、③身体の中心（センター）を探す、④センターを広げる、の４つのステップを繰り返し実践することで、日常生活やプレッシャーの高い状況においても冷静さを保ち、効率的にパフォーマンスを向上させることが可能になります。２〜３分程度でできるので、毎日の習慣に取り入れてみてはいかがでしょうか。

て行くイメージを繰り返します。

　これを２〜３分行うと、かなり緊張がとれます。

引用文献
1）日本臨床検査標準協議会（JCCLS）：標準採血法ガイドライン GP4-A3, 2019
2）日本臨床検査医学会：臨床検査のガイドライン JSLM2021, 2022
3）日本臨床衛生検査技師会：静脈採血推奨法 Ver.1.0―真空採血管を用いた採血手技とそのポイント http://www.jamt.jp/information/official/h16/02-2.html

Lesson 1 のおさらい

☑ 準備は万全に行う。

①必要物品を手の届くところに配置する。

②四肢が冷えていると血管が出にくいため、事前に採血部位を温める、室内を暖めるなど、環境を調節する。

③採血について勉強するとともに、練習を繰り返し、穿刺技術を身につけておく。

☑ 穿刺時の緊張を抑えるためには、まず落ち着くことが重要である。脳内イメージトレーニングも効果がある。また、失敗したときの対処法を自分なりにマニュアル化しておくと安心できる。深呼吸やセンタリングは気持ちを落ち着かせるのに効果的。

Lesson 2

穿刺する前に押さえておきたいこと

動画はこちら▶

採血や注射手技の勉強と聞くと、まずは針を刺す角度や血管の探し方が思い浮かぶのではないでしょうか。でもその前に、とても重要なことがあります。それは、「穿刺の姿勢」「駆血帯の巻き方」「固定手技」です。これらは普段あまりにも自然にやっているので見落としがちなのですが、実は穿刺成功のためにはものすごく大事なことです。

　針を刺す角度や血管の探し方の説明をする前に、まずはこれらについて押さえておきましょう。

穿刺の姿勢

　穿刺の姿勢は意識するのを忘れてしまいがちです。新人看護師さんはもちろんのこと、中堅もベテランの看護師さんも、一度初心に返って、自身の穿刺姿勢をチェックしてみてください。

患者の姿勢

　姿勢について話をするうえで、大前提として知っておいてほしいことがあります。それは、**穿刺時の理想的な姿勢は、「穿刺する血管から末梢が心臓より低くなっている」**ということです［**fig.2-1**]。これは基本中の基本ですが、どこに刺そうかと試行錯誤しているうちについ忘れてしまうので、常に意識しておいてください。

　採血や静脈ルート確保は病室で行うことが多いので、ここでは入院中の患者さんの姿勢について説明します。

　穿刺するときはまず血管を選びます。そして穿刺部位が決まったら、穿刺する血管から末梢が心臓より低くなるように、患者さんの姿勢を整えていきます。その理由の1つは、針刺入部位の血管を怒張させるためと、真空管採血時に採血スピッツ（真空採血管）内の

血液が血管内へ逆流するのを防ぐためです。

　姿勢を整えるときのポイントは様々ありますが、ここでは3つ、お伝えします。

❶ 座位で穿刺を行う場合のポイント [fig.2-1a]

　病院のベッドは起き上がりが可能なつくりになっているので、起き上がった状態でテレビを観ている患者さんもおられると思います。このように座った姿勢の患者さんに穿刺を行う場合は、できるだけ針を刺入する血管から末梢を心臓より低くするような姿勢に調整します。例えば、オーバーテーブルの高さを調整して腕を乗せてもらい、肘下に肘枕やタオル、クッションなどを入れて手先が下がるようにして肘の伸展位を保ちます。

❷ 臥床して穿刺を行う場合のポイント [fig.2-1b]

(a) ベッドを平らな状態にして、姿勢を安定させる

　ベッドをできるだけ平らな状態にすることで姿勢が安定し、穿刺がしやすくなります。

(b) 肘を伸展させる

　肘の内側の静脈(肘窩の橈側・肘正中・尺側皮静脈)をねらうため、肘を伸展させます。座位のように手先を下げる姿勢はとれないので、採血ホルダーを用いた真空管採血を行う場合は採血スピッツ内に流入した血液の血管内への逆流を防ぐため、翼状針を用いるとよいです。

❸ 上肢を外転させる

　採血は、穿刺者と患者さんが次のような位置関係だと実施しやすいです [fig.2-2]。

a　座位での採血
上肢を伸展させ、末梢を心臓より下げる

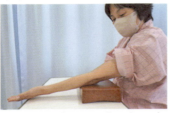

末梢を下げることで針の刺入部位の血管が怒張し、採血スピッツの底が下になるので、吸引した血液の血管内への逆流を防止できる

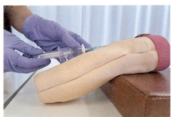

b　臥位での採血
上肢を伸展させる。末梢は下げられない

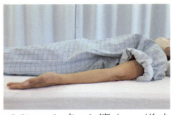

吸引した血液の血管内への逆流を防止するため採血スピッツの底が下になるようにするには、翼状針を用いるとよい

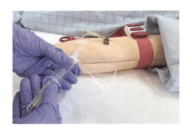

fig. 2-1 穿刺時の理想的な姿勢

- 穿刺者が右利きの場合→患者さんの右側から、患者さんの右手に穿刺する。
- 穿刺者が左利きの場合→患者さんの左側から、患者さんの左手に穿刺する。

しかし、静脈ルート確保は一般的に患者さんの利き手とは反対側に行うので、患者さんが右利きの場合、右利きの穿刺者は患者さんの左腕に穿刺することになり、やりづらいです。その場合、患者さ

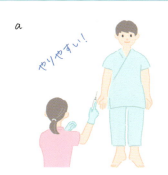
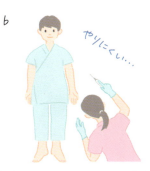

穿刺者が右利きの場合は患者の右側から、左利きの場合は患者の左側から穿刺するとやりやすい

穿刺者が右利きの場合、患者の左側から穿刺しようとすると、やりにくい姿勢になってしまう

fig. 2-2 穿刺がしやすい位置関係

んの**上肢を外転**させるとやりづらさを軽減できます。

上肢の「外転」とは腕を身体から離す（外側に開く）動きのことです。

　fig.2-3a は右利きの看護師がベッドに臥床している患者さんの左腕に穿刺しようとしている図です。仰臥位の（上肢を外転していない）患者さんに対して看護師がそのまま穿刺しようとすると、このようにちょっと無理をしているような姿勢になってしまいます。

　fig.2-3b は同じく臥床している患者さんに上肢を少し外転してもらっている図です。この姿勢をとってもらうと、外転していない場合と比べて断然、穿刺する際にアプローチしやすそうだと思いませんか。ちょっとしたことなのですが、これを知っているだけでも穿刺がやりやすくなると思います。

穿刺者が右利きの場合、仰臥位の患者の左腕に穿刺しようとすると、無理をしているような姿勢になってしまう

患者に上肢を少し外転した姿勢をとってもらうと、穿刺のアプローチがしやすくなる

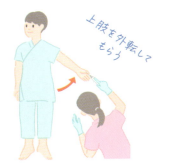

fig.2-3 穿刺がやりにくいときの対処法

穿刺者の姿勢

穿刺者の姿勢で大切なことはただ１つ、**穿刺者の目線が血管に対して一直線になっている**ことです。これは皆さんは自然に行っていると思います。

fig.2-4a では、患者さんの下肢に穿刺しようとしている看護師の目線が下肢に対して一直線上になっています。これが正しいです。ところが慣れないうちは、ベッドサイドから下肢にアプローチしてしまいがちです。そうすると下肢に対して目線が一直線でなくなり、また垂直方向の姿勢になるため穿刺しにくくなります［fig.2-4b］。下肢の血管に穿刺する際は、fig.2-4a のようにベッドの足側からアプローチしたり、ベッドの足側に座らせてもらって穿刺したり、穿刺する下肢を外転させてもらったりします。必要であればベッド柵や患者さんの身の回りの物品の位置を調整させてもらうとよいでしょう。

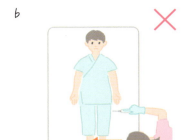

a 患者の下肢に穿刺しようとしている看護師の目線が下肢に対して一直線上になっている

b ベッドサイドから下肢にアプローチすると、下肢に対して目線が一直線でなくなる

fig. 2-4 穿刺者の姿勢

「ベッド柵の調整なんて面倒くさい」と思うかもしれませんが、このちょっとしたことをやるだけで穿刺が成功するのであれば、やってみるべきですよね。

ハヤピン流 穿刺姿勢の極意

　最後にハヤピン流 穿刺姿勢の極意をお伝えします。**「穿刺するときの姿勢は脇を締めて、リラックス」**です。

　採血は患者さんに針を刺す行為であり、穿刺する人は慣れないうちはどうしても緊張してしまいます。そうなると肩に力が入って脇が開いてしまい、余計な筋肉の力が針先に伝わって針先がぶれたりします。そして、ねらった血管がとらえられずに失敗してしまうのです。だからそんなときは、脇を締めてリラックス！

　これはスポーツなどでも言われることで、脇を締めることで余計

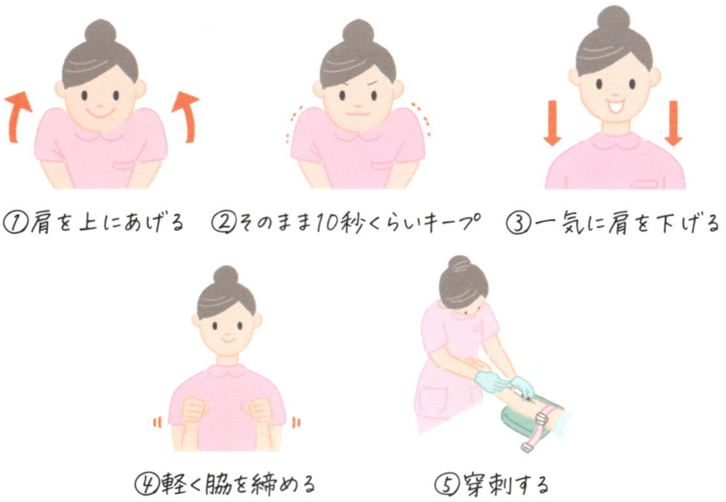

①肩を上にあげる　②そのまま10秒くらいキープ　③一気に肩を下げる

④軽く脇を締める　⑤穿刺する

fig.2-5 穿刺前のリラックスの方法

な力が分散せず、力が必要な場所へ伝わります。これを穿刺手技に応用すると、余計な力が分散せず針先に伝わります。そうなると針先のぶれがなくなり、安定した穿刺手技が発揮できるのです。特に採血をし始めたばかりで緊張しがちな新人看護師さんは、「脇を締めてリラックス」を意識するとよいでしょう［**fig.2-5**］。

駆血帯の巻き方

　血管を選ぶ前にまずやることは、駆血帯を腕に巻くことですが、針を刺すことに集中するあまり、駆血帯を効果的に巻いていないまま採血を行っている人は、わりと多いです。

　ここでは、採血を行うときに意外と見落とされている駆血帯の巻き方に焦点を当てて解説します。

駆血帯の種類

駆血帯には大きく分けて**チューブ型**と**ゴムバンド型**の2種類があります。チューブ型は昔からあるタイプの駆血帯です。ほかにも使い捨ての薄いゴムチューブ型などがあります。駆血帯の種類と特徴を table 2-1 にまとめました。

駆血帯の巻き方のポイント

❶巻く場所

採血のときは上腕の肘の上、7〜10cmあたりに駆血帯を巻きます。なぜここに駆血帯を巻くのかというと、肘の橈側・肘正中・尺側皮静脈を怒張させるためです。

では、手背で点滴をとりたいときはどこに駆血帯を巻くのが正しいでしょうか? 手首の少し上ですね。手背で採血する際に、「採血＝駆血帯は肘上」のような認識になってしまっていて、肘の上に駆血帯を巻いたままで穿刺している人はいませんか? これは駆血の意味を考えると適切ではありません。

肘の橈側・肘正中・尺側皮静脈で採血するのは、肘から末梢側の静脈の血管が、それらの皮静脈に向けて集まってきているため、血管が太くて弾力があり、上腕に駆血帯を巻いて前腕にうっ血させれば、そのうっ血している場所に針を刺すことで採血ができるからです。

この採血の原理から考えると、**針を刺入する部位の約7〜10cm中枢側を駆血する**ことがポイントになります。

- 前腕で採血する場合→穿刺部位の約7〜10cm中枢側を駆血し、前腕にうっ血状態をつくる［**fig.2-6a**］。
- 手背で採血する場合→穿刺部位の約7〜10cm中枢側を駆血し、手背にうっ血状態をつくる［**fig.2-6b**］。

table 2-1	駆血帯の種類と特徴		

	種類	メリット	デメリット
チューブ型※	チューブのみ ピンチ付き	・壊れにくい ・安価 ・ピンチ付きの場合、固定・取り外しが容易 ・ゴムアレルギーのある人用に、ラテックスフリー（天然ゴムを使用していない）製品がある ・汚染した際にアルコール消毒や水洗い・乾燥させてすぐに使用することが可能	・ゴムチューブのみの場合は巻く技術、取り外す技術が必要 ・チューブが細いため圧力が集中しやすく、装着時にチューブを引っ張りすぎると皮膚にしわが寄り、痛みを与えてしまうことがある
ゴムバンド型	使い捨て用	・安価 ・ラテックスフリー（天然ゴムを使用していない）製品である ・汚染した際にアルコール消毒や水洗い・乾燥させてすぐに使用することが可能	・巻く技術、取り外す技術が必要 ・装着時に引っ張りすぎると皮膚にしわが寄り、痛みを与えてしまうことがある
	再利用タイプ	・差し込み式なので、装着・取り外しが容易 ・バンドの幅があるため皮膚を挟み込むことがなく圧力が集中せず、痛みを伴いにくい ・ラテックスフリー（天然ゴムを使用していない）製品である	・血液汚染などが起こった場合、洗浄・乾燥が必要 ・チューブ型と違って単価が高い

※ゴム製とラテックスフリーのものがある

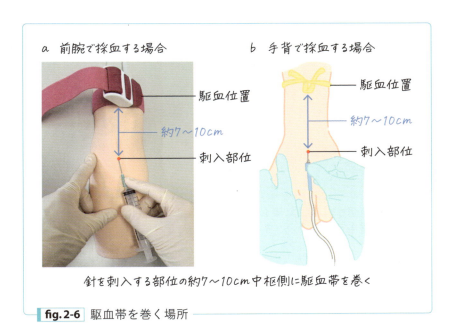

fig. 2-6 駆血帯を巻く場所

　このようにすることでしっかりうっ血状態をつくれているので、採血したい血管がはっきり浮き出てきて、採血量が多い場合でも途中で血液が出なくなってしまい、量が足りなくなるということが起きにくくなります。ただし、手背で採血を行うと途中で血液量が足りなくなることがあるため、採血量に適した部位を選択することが必要です。

❷巻く強さ
　駆血帯は、静脈が怒張し、触知できるくらいの強さで巻きます。
　文献によっては「拡張期血圧程度の強さで駆血帯を巻くように」と書いてありますが、僕の肌感覚では拡張期血圧程度だと少し弱いように感じます。ただし収縮期血圧の強さでは動脈の流れを止めてしまいますので、そこまで強く締めてはいけません。

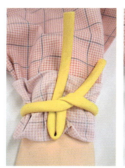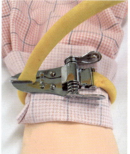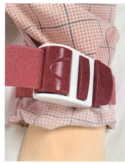

皮膚が脆弱な人に駆血帯を巻く際は、寝衣の上から巻くなどしてスキンテア（皮膚裂傷）を予防する

fig. 2-7 皮膚が脆弱な人に駆血帯を巻く際の工夫

　駆血帯を巻く強さについては、何度か自分自身の血管で駆血してみることをお勧めします。そうすることで「これくらい強く締めればいいんだな」という感覚が身につきます。

　注意が必要なのは、抗凝固薬などを内服している人や、抗がん剤治療や高齢で血管が脆弱化している人などです。駆血帯を強く巻くことで血管壁が壊れやすく、皮下出血したり凝固したりしやすいか

ハヤピン流！極意

　僕は以前はチューブ型の駆血帯を使っていたのですが、今はバンド型を使っています。チューブ型は皮膚にしわが寄って痛みが生じやすく、皮膚が弱い患者さんに巻くときは皮膚を損傷しないような配慮が必要だからです。バンド型はよほど強く巻かない限り皮膚を損傷するリスクは低いです。

らです。皮膚が脆弱な人に駆血帯を巻く際は、寝衣の上から巻くなどしてスキンテア（皮膚裂傷）の予防に努めてください［fig.2-7］。

❸ 巻く時間

　駆血帯を巻く時間は原則1分以内とします[1]。なぜ、1分以内なのかというと、巻く時間が長くなると血液中の水分が組織中に移動し、血液が濃縮されるため、検査値に異常を来すおそれがあるからです。さらに注射器内または採血ホルダー内に採った血液が凝固したり、血液が組織に浸潤して点状出血を起こすこともあります。

　駆血後すぐに採血できないときは、一度駆血帯を外し、約2分程

ハヤピン流！極意

ハヤピン流の駆血と採血のスムーズな進め方をお伝えしますね。まず、患者さんに駆血帯を巻き、採血できそうな血管の目星をつけます。その後、一度駆血帯を外して、針や採血スピッツを使いやすい場所に設置するなど、採血をすぐに行えるように準備します。そうしているうちに約2分が経過します。そこで、先ほど目星をつけておいた、穿刺できそうな血管の穿刺点の約7〜10cm中枢側を駆血し、穿刺するのです。参考にしてみてください。

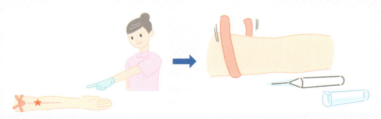

採血できそうな血管の目星をつける　　いったん駆血帯を外し、採血をすぐに行えるよう準備する

度開放する時間が必要とされています[2)]。

> ガイドライン[1)]では、駆血により偽高値を生じやすい検査項目として、赤血球数、ヘマトクリット、AST、ALT、ALP、CK、LD、アルブミン、総タンパク、総コレステロール、中性脂肪、カルシウムをあげています。

静脈血管の固定手技

　静脈血管の固定手技は注射成功にとって欠かせません。固定が正しくできていれば、ねらった血管に針先がスムーズに刺さります。ポイントを押さえて、確実な血管の固定手技を身につけましょう。

押さえておくべきポイント

　固定手技で押さえておくべきポイントは、❶強めに血管自体を引っ張る、❷血管を末梢側に引っ張る、です。この2点をしっかり守って、血管を固定してください。

❶強めに血管自体を引っ張る

　血管を固定する際に引っ張る強度は、やや強めにします。**皮膚の表面ではなく、血管自体を引っ張る**ということを忘れてはなりません［**fig.2-8a**］。

❷血管を末梢側に引っ張る

　引っ張る方向は、基本は**血管に沿って末梢側**です。末梢側を意識しておきましょう［**fig.2-8b**］。

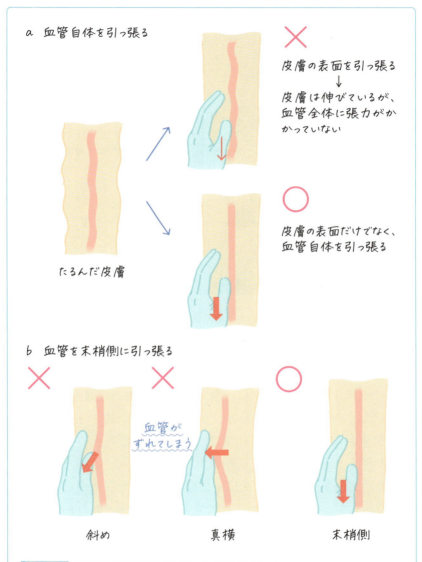

fig. 2-8 固定手技で押さえておくべきポイント

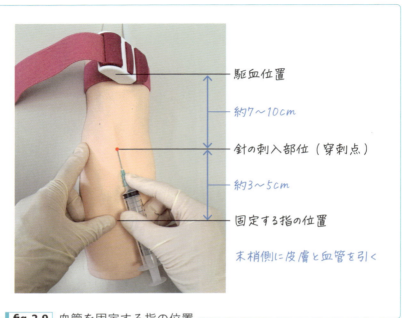

fig. 2-9 血管を固定する指の位置

血管固定の実際

　まず穿刺点を決めて、次に血管を固定する指の位置を決めます。血管を固定する指は、穿刺時のじゃまにならない約3〜5cm末梢側に置きます［fig.2-9］。あまり穿刺点に近いとじゃまですし、あまり遠すぎると固定が弱くなります。

　血管固定のポイントは、先ほどの❶血管自体を引っ張る、❷血管を末梢側に引っ張る、ということです。横に引っ張ったり斜めに引っ張ったりすると血管がずれてしまって、穿刺を失敗してしまいます。注意しましょう。

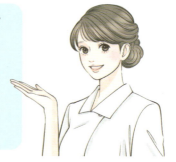

手の5本の指を医学用語では以下のように呼びます。
- 親指（おやゆび）→母指（ぼし）
- 人差し指（ひとさしゆび）→示指（じし）
- 中指（なかゆび）→中指（ちゅうし）
- 薬指（くすりゆび）→薬指（やくし）または環指（かんし）
- 小指（こゆび）→小指（しょうし）

漢字が同じでも読み方が違うものもありますね。よく出てくるので覚えておきましょう。

引用文献
1）日本臨床検査標準協議会（JCCLS）：標準採血法ガイドライン GP4-A3, 2019
2）日本臨床衛生検査技師会：静脈採血推奨法 Ver.1.0 ―真空採血管を用いた採血手技とそのポイント http://www.jamt.jp/information/official/h16/02-2.html

Lesson 2 のおさらい

☑ 穿刺時の理想的な姿勢は「血管の穿刺部分が心臓より低く、安定している」こと。穿刺者の目線が血管に対して一直線になる姿勢をとる。脇を締めて、リラックスすることが成功の秘訣!

☑ 駆血帯は刺入する部位の約7～10 cm中枢側に巻く。巻く時間は原則1分以内。

☑ 血管を固定する際は、皮膚と血管自体を末梢側に引っ張る。

Lesson 3

針の選択と穿刺方法

動画はこちら ▶

採血を成功させるためには何が必要でしょうか。血管選び？ 穿刺の技術？ もちろんそれらも必要ですが、それらと同じくらい大切なことがあります。道具の選択です。

採血では様々な道具を用います。それらの特徴や構造を理解することで、様々な血管に対して適切な道具の選択ができるようになるのです。まずは道具を知るということを、本章で学んでいただきたいと思います。

針の構造

最初に、基本的な針の構造について解説していきます。

太さ・長さ

針の太さ（外径）はゲージ（G）数で表示されます。ゲージとは注射針の太さ（外径）の単位です。**静脈注射・採血には基本的に21〜23Gの針を使用**します。針の構造をfig.3-1に、針の太さと長さをfig.3-2に示します。

> 針の太さはゲージ（G）の数字が小さいほど太くなります。また、基本的には針が細いほうが長さも短くなります。

刃面

針の刃面は先端を斜めに削ぎ落とされ、さらに両側が斜めに研がれており、皮膚に刺さりやすく、痛みが少ないような形状をしています [fig.3-1]。

刃面の角度は、約12度で刃面長の長いRB（レギュラーベベル）と、角度がこれよりも鈍角な約18度の刃面長の短い**SB（ショートベベル）**があります。静脈注射・採血には血管を突き抜けにくいように

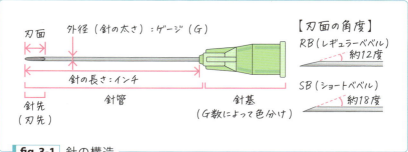

fig. 3-1 針の構造

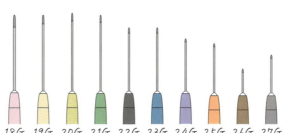

ゲージ数 (G)	外径 (mm)	用途
18	1.2	輸血（太）、点滴詰め
19	1.1	輸血（中）
20	0.9	輸血（細）、静脈注射（太）
21	0.8	静脈注射・静脈採血（太）
22	0.7	皮下・筋肉注射（太）、静脈注射・静脈採血（中）
23	0.6	皮下・筋肉注射（中）、静脈注射・静脈採血（細）
24	0.55	皮下注射
25	0.5	皮下注射（細）
26	0.45	皮内・皮下注射
27	0.4	皮内・皮下注射

（石塚睦子、黒坂知子：わかりやすい与薬、第6版, p.77, テコム, 2019を参考に作成）

fig. 3-2 針の太さと長さ

SBを使用します。

穿刺の方法

針の刺入角度

刺入する静脈より約1cm末梢側の皮膚に、**針先の刃面を上に向け**、静脈の走行に沿って、**皮膚に対して約15〜20度の角度で刺入**します［fig.3-3］。

針の刺入角度については文献により10〜30度と幅がありますが、深部の血管以外は通常20度以下の角度で穿刺します。

浅くて細い血管であれば刺入角度は小さめに、深い血管であれば刺入角度は大きめに、というように血管の状態に応じて調整します。ただし、あまり角度が大きすぎると血管後壁を貫通してしまったり、神経や動脈を損傷するリスクが高まります。ねらった血管に対してどのくらいの角度ならば穿刺が可能かを見極めることが必要です。

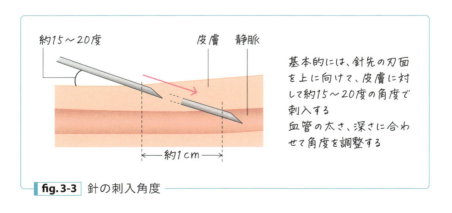

fig.3-3 針の刺入角度

穿刺の方法 [fig.3-4]

　注射器の構造を fig.3-5 に示します。針の刺入は利き手で行います。血管に針を刺入して注射器の針基(はりもと)に逆血が見られたら、そこで針を進めるのを止めます。逆血確認後に内筒(プランジャー、押し子、吸子)を引いて血液を吸引する動作は、利き手ではないほうの手で行います。

　注射器を安定して持つため、刺入時から抜針時まで、示指で針基を固定し続けます。逆血を確認したら、抜針時まで中指〜小指を患者さんの皮膚につけ、固定し続けます。

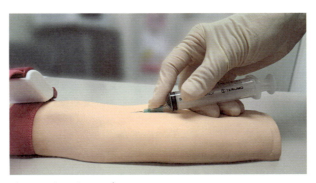

- 針の刺入は利き手で行う
- 刺入時から抜針時まで示指で針基を固定し続ける
  →根拠：針が抜けないようにするため
- 逆血確認から抜針まで、中指〜小指を患者の皮膚につけて固定し続ける
  →根拠：針と注射器、あるいは針と採血ホルダーを安定させるため
- 逆血確認後、利き手ではない手で内筒を引いて血液を吸引する
  →根拠：持ち替えると針や注射器が動いてしまうおそれがある
- 逆血確認から抜針まで、針と注射器の角度は約15〜20度を維持する
  →根拠：血管内の針先・刃面の位置がずれないので血液の吸引が継続される

fig.3-4 穿刺の方法

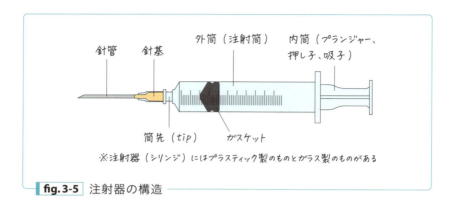

fig. 3-5 注射器の構造

　逆血確認から抜針まで、針と注射器の角度は約 15〜20 度を維持します。

注射器は滅菌されたものを使用します。プラスチック製の注射器は滅菌処理がされているディスポーザブルタイプです。ガラス製の注射器は再利用する際に洗浄・滅菌が必要です。

翼状針による採血

　足や手背での採血や、浅い位置にある血管、細い血管で採血を行うときに頼れるのが翼状針です。ここでは翼状針で採血をするときのコツをお伝えします。それは、**翼状針の羽を合わせ、少し横に向けて持つ！** これだけです。

この羽を合わせて少し横に向けて持つ方法を、僕は「羽ずらし法」と呼んでいます。

　普通は羽の部分をきれいに折りたたんで真上から羽を持つと思いますが、羽ずらし法は羽の部分を真上から横に少しずらして持ちま

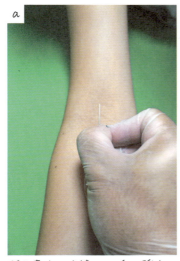 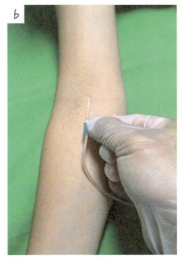

羽を真上から持つと、手に隠れてチューブの状態が見えない

羽を真上から少し横に向けて持つと、チューブの状態がよく見える

fig.3-6 羽を持つ位置によるチューブの状態の見え方の違い

す。なぜかというと、羽を上から持つと、持った手に隠れてチューブの状態がまったく見えないからです［fig.3-6a］。羽を少し横に向けて持つとチューブの状態が見えるようになります［fig.3-6b］。すると逆血が来たときにすぐに気づけるので、針が血管を貫通するリスクがかなり減少するのです。

　採血経験が豊富な看護師さんであれば、チューブの血液を見なくても、血管に針が入ったときの感覚で逆血が来たことがわかると思いますが、まだ経験が浅いときは、この血管に入ったときの感覚が鈍かったりします。

　少しずらした翼状針の持ち方で採血をすると、逆血が来た瞬間がわかるので、血管に入ったときの感覚と逆血の瞬間がだいたい一致

します。この動作を繰り返し行えば、早い段階で血管に入ったときの感覚がわかるようになると思います。何よりも逆血がすぐに確認できると、成功したサインが目に見えてわかるから安心しますよね。すぐに確認できるということは、針が血管を貫通してしまうリスクもかなり減少するということです。

最初は少し慣れないかもしれませんが、このやり方をマスターできれば採血の成功率はアップすると思います。

血管に入った感覚が十分にわかるようになったら、羽を上から持つやり方に戻しても大丈夫ですよ。

直針と翼状針の違いと特徴

皆さんの施設では、直針と翼状針、どちらを使っていますか？「直針は失敗しやすいけど、翼状針はコストがかかるから使えない」ということもあるかもしれませんね。でも、針をコスト面だけで選んでもよいのでしょうか。

それに、採血や注射を行う患者さん（対象者）は多種多様です。年齢は0〜100歳くらいまで、血管はかなり太いものから、細くて弾力のないものまで、本当に幅が広いです。こんなに多様性のある人たちに対して、常に同じ道具で対応するのは適切なのでしょうか？

直針と翼状針の違いと特徴、メリットとデメリットを理解し、患者さん個々の血管の特性に合わせた針や採血道具の選択ができるようになるために、学んでいきましょう。

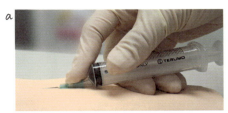

a 直針
針の長さが長い
注射器の外筒の筒先や採血ホルダーに装着して使用する

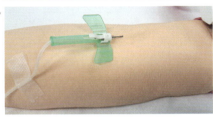

b 翼状針
約20〜30cmのチューブの先端に針があり、その手前に羽がついている
針の長さは直針と比較すると短い

fig.3-7 直針と翼状針

直針と翼状針の形状

❶直針［fig.3-7a］

　直針の形状は、名前の通り、まっすぐです。針の太さや長さはゲージ数によって様々ですが、基本的には翼状針より直針のほうが長いです。

　直針は注射器の外筒（注射筒）の筒先や採血ホルダーに装着して使用します。

❷翼状針［fig.3-7b］

　翼状針は約20〜30cmのチューブの先端に約13〜19mmの長さの針があり、その手前に羽がついています。針の長さは直針と比較すると短いです。羽の部分を上に合わせてたたんで持って使用します。

| table 3-1 | 直針と翼状針を比較した研究 |

	直針	翼状針
採血成功率	低い	高い
患者不快度	高い	低い
神経損傷リスク	高い	低い
採血部位の選択	主に肘の内側	手背、前腕、下肢も可能
コスト	低い	高い

(Hefler, L., et al.: To Butterfly or To Needle: The Pilot Phase. Ann Intern Med, 140 (11): 935-936, 2004 より抜粋)

直針と翼状針の特徴

　直針と翼状針について比較した研究[1]があるので紹介しましょう[table 3-1]。

❶採血成功率と患者不快度

　注射をする側もされる側も、採血成功率が高く、患者さんの不快度が低いに越したことはありません。この研究では、翼状針のほうが有意に採血の成功率が高く、患者さんの不快感が少ないと報告されています[1]。

❷神経損傷リスク

　この研究では直針は神経損傷の頻度が高く、翼状針は低い、というざっくりした結果です[1]が、翼状針が神経損傷の発生リスクを減少させるかどうかの研究も行われていて、翼状針の使用により1週間以上手のしびれが続くなどの神経損傷の可能性が高い症状が出現する頻度が約6分の1に低下したという結果も出ています[2]。

6分の1に低下とは、びっくりですね！

Lesson 3 針の選択と穿刺方法

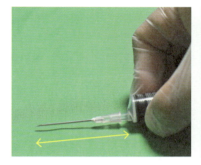
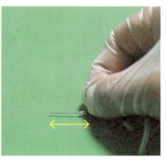

fig.3-8 直針と翼状針を持った手の指先から針までの距離

　ここまで2つの研究結果をご紹介しましたが、大切なことは、直針と翼状針いずれを用いる場合も、採血部位近くの神経の走行を理解し、血管の深さ、体格に応じて針を刺入するということです。

翼状針のメリット

　ここまでの情報を知れば、穿刺の成功率が高く、患者不快度も神経損傷リスクも低い翼状針を使いたいと思うかもしれませんが、この情報だけで翼状針を使うと決めるのはお勧めできません。なぜならば、翼状針だけでは多種多様な血管に対応できないからです。翼状針は採血成功率が高く、患者不快度や神経損傷リスクが低いという事実はなぜ起きているのかという理由を自分なりに解釈しておくことが大切です。

　翼状針のメリットとして、針先を制御しやすいことがあげられます。直針は針の部分が長く、それに比べて翼状針は針が短いです。直針を持ったときと翼状針を持ったときの指先から針までの距離を比較すると、翼状針のほうが短いことがわかります[fig.3-8]。針

を持ったときに針先が近ければ近いほど手の感覚に近くなるので、針先を制御しやすくなります。

　また、臥位で採血するときは針刺入部から手先を心臓よりも低くできませんが、翼状針を用いて採血すると、穿刺部位よりも注射器や採血ホルダーの位置を低くできるので、採血スピッツ内に流入した血液が血管内へ逆流するリスクを防ぎやすくなります。

翼状針のデメリット

　しかし、翼状針にも少ないですがデメリットがあります。そしてこれが僕らを悩ませる大きな原因となっています。そのデメリットとは、直針と比較すると、翼状針のほうが高価だということです。直針と翼状針では1本あたりだと約6〜10倍くらい翼状針のほうがコスト的に高くなります（2024年現在）。このコストの差は現実的な影響を及ぼします。

　以上、直針と翼状針の違いと特徴について説明しました。直針と翼状針をどのように使い分けていくかは、日々採血をするときに投げかけられる課題です。患者さんに適した道具の選択ができ、安心安全に採血を行えるようになるためには、コツコツ勉強を積み重ねていくしかありません。

引用文献
1）Hefler, L., et al.：To Butterfly or To Needle：The Pilot Phase. Ann Intern Med, 140（11）：935-936, 2004
2）Ohnishi, H., et al.：Butterfly needles reduce the incidence of nerve injury during phlebotomy. Arch Pathol Lab Med, 136（4）：352, 2012

Lesson 3 のおさらい

- ☑ 採血では21〜23Gの針を使用する。刺入部よりも約1cm末梢側の皮膚に、針先の刃面を上に向け、静脈の走行に沿って、皮膚に対して約15〜20度の角度で刺入する。

- ☑ 逆血が見られたら、注射器・針を抜針するまでしっかり固定し続ける。

- ☑ 翼状針は羽を少し横に向けて持つと逆血が来たことが目で確認できるので、針の血管貫通リスクを減少できる。

- ☑ 臥位で採血するときに翼状針を用いると、採血スピッツ内に流入した血液が血管内へ逆流するリスクを防ぎやすい。

- ☑ 採血部位近くの神経の走行を理解し、血管の深さや体格に合わせて針を刺入する。神経損傷を避けるよう留意する。

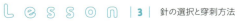

Lesson | 3 | 針の選択と穿刺方法

Lesson 4

採血方法

動画はこちら▶

採血方法には、注射器（シリンジ）採血と真空管（ホルダー）採血があります。それぞれどのような違いがあり、どのように使い分けたらよいのでしょうか。本章ではそれぞれの採血方法の特徴と成功のためのコツについて解説します。

注射器（シリンジ）採血

注射器採血では、医師から指示された採血量に適したサイズの注射器を選び、血管の深さや太さに適した針を選択します。

注射器の構造についてはp.34のfig.3-5を参照してください。

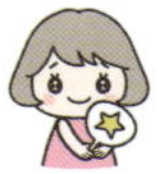

針を装着する注射器の筒先の位置

fig.4-1 を見てください。注射器のサイズによって針をつける位置（筒先という）が異なるのがわかります。この筒先の位置が重要です。

筒先が端にある横口（端）タイプ [fig.4-1a]
▶ 10 mL 以上の大容量の注射器に多い

筒先が中心にある中口（中央）タイプ [fig.4-1b]
▶ 2.5 mL、5 mL、10 mL の小・中容量の注射器に多い

容量の大きい注射器の筒先が横口になっている主な理由として、少し上向きにするだけで空気抜きが容易にできるということがあげられます。また、採血の際に浅く角度をつけて針を刺入することができます。

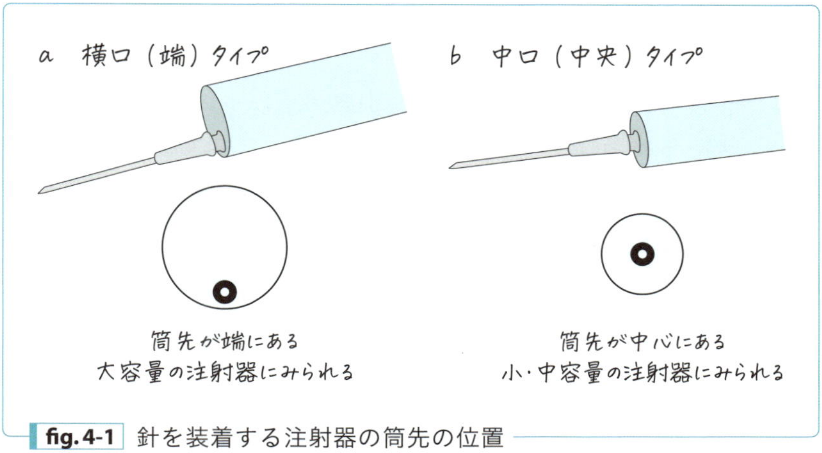

a　横口（端）タイプ　　　　b　中口（中央）タイプ

筒先が端にある　　　　　　　　筒先が中心にある
大容量の注射器にみられる　　　小・中容量の注射器にみられる

fig.4-1 針を装着する注射器の筒先の位置

感染対策

採血の際は、看護師は衛生学的手洗いをし、手袋を装着します。患者さんの針刺入部位をしっかり消毒します。注射針は滅菌状態を維持して刺入します。

感染対策についてはp.51を、アルコール消毒についてはp.127を参照してください。

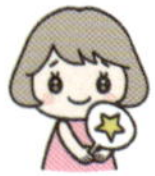

穿刺方法

穿刺する際はできるだけ穿刺部位を伸展（よくじょうしん）させ、注射器に直針、もしくは翼状針をつけて、約15〜20度の角度で刺入します。針基（はりもと）に逆血を確認したらしっかりと注射器と針を固定して、すぐに血液を吸引します。

注射針の針基が採血中・抜針時に取れないように、針基は注射器の筒先にしっかり装着しましょう。

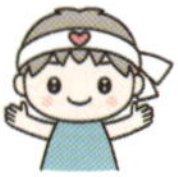

真空管（ホルダー）採血

真空管採血は、採血するときに注射器ではなく採血ホルダーを使用する方法です。

「採血ホルダーを使って採血しているけれど、なかなか慣れない」「注射器を使った採血は成功するようになったけど、採血ホルダーを使うと失敗する」……という方は、以下のポイントを押さえておくと真空管採血の成功率がアップします！

採血ホルダーは、正式には「真空採血管ホルダー」といい、採血ホルダーを使用した採血を「真空管採血（またはホルダー採血）」といいます。

真空管採血上達のポイント

❶ 採血部位を心臓より低くし、伸展させる

採血ホルダーを用いて針を刺入する場合も、p.12 で説明した姿勢と同じで、できるだけ採血部位を伸展させます。座位で上肢から採血を行う場合は、肘が屈曲した姿勢だと針が血管を貫通するリスクがあるため、上肢が伸ばせる姿勢にします［**fig.4-2**］。テーブルの高さ調整や肘の下に肘枕やタオルを置くと、上肢を伸ばした姿勢に近づきます。血管の怒張を促すため、できるだけ針刺入部から手先は心臓より低くします。

姿勢を整えたら、約 15～20 度の角度で針を刺入します［**fig.4-3**］。

❷ 穿刺後は固定が重要

真空管採血を行うとき、皆さんはどのようにして採血ホルダーを固定・安定させていますか？

人によって採血ホルダーの持ち方に多少の違いはあるかもしれま

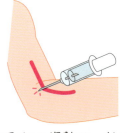
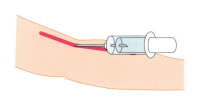

肘が屈曲した姿勢だと、針が血管を貫通するリスクが上がる

上肢が伸ばせる姿勢にすると、針が血管を貫通するリスクを防げる

fig.4-2 座位で上肢から採血を行う場合の姿勢

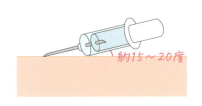

採血部位をできるだけ伸展させ、約15～20度の角度で針を刺入する

fig.4-3 真空管採血の針の刺入角度

せんが、採血ホルダーを把持している手指の中指・環指・小指を患者さんの皮膚にしっかりつけて固定を強固にすることがコツです[fig.4-4]。採血ホルダーが少しでも浮いている状態だと安定せずに針先が動いてしまい、針先が血管を貫いたり、血管から抜けたりして、それまで出ていた血液が次第に出なくなってしまいます。

❸採血スピッツ交換時も針先をぐらつかせない

　採血中に採血スピッツ（真空採血管）を交換したら、血液が返ってこなくなった、という経験をしたことはありませんか？　採血スピッツを入れ替えるときに、交換することに意識が集中してしまう

a 直針を用いた場合

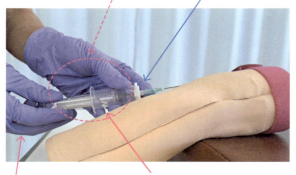

- 示指以外の指で採血ホルダーを把持
- 示指で針基を固定
- 採血スピッツを操作する手
- 中指・環指・小指は患者の皮膚に密着させて採血ホルダーを固定

b 翼状針を用いた場合

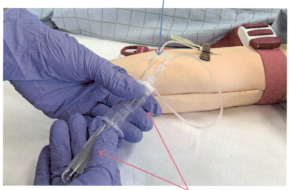

- 刺入した翼状針が抜けないようにテープで固定
- 片手で採血ホルダーを把持し、もう一方の手で採血スピッツを操作

※ここでは、利き手(右)で針を刺入した後、採血ホルダーをもう一方の手(左)に持ち換えて、採血スピッツの操作を利き手(右)で行っています。

fig. 4-4 採血ホルダーの持ち方

と、針先が少し動いているのに気づかないことがあります。採血スピッツ交換時に血管から針先が抜けてしまったり、針で血管を貫いてしまったりすると、途中から血液が返ってこなくなってしまいます。

僕は新人のとき、先輩から「採血スピッツを入れ替えるときは、針先から目を離しちゃダメ！」と教わりました。

　これを防ぐ方法は簡単で、針先から目を離さず、採血ホルダーと針をしっかり固定し続ければよいのです。そのためにも、複数本の採血スピッツに採血をするときは、すぐ見えてすぐに取れる位置に次の採血スピッツを準備しておくことが大切です［**fig.4-5**］。そうすれば針先を目で確認できるので、針が抜けたり血管を貫いたりすることはなくなります。しかしこれは簡単そうに見えて意外と難しく、慣れるまでには時間がかかります。

　実はこの、針先を見ながらの採血スピッツ交換は、車を運転するときに**周辺視野**を確認する感覚にとてもよく似ています。周辺視野というのは、運転をしていて進行方向に集中しているのに、横断歩道を渡ろうとしている人に気づく、といった感覚です。注射器の針先を見ているのに、採血スピッツを交換する動作もなんとなく見えている、みたいなことです。

　採血スピッツ交換時に針先から目を離さないためのお勧めの練習方法があります。患者さんなしで、採血ホルダーを採血練習キット（p.4 **fig.1-2** 参照）か、なければゴム製の駆血帯に実際に刺して、針先を見ている状態で採血スピッツの交換操作を何回も練習するのです。たったこれだけで安定した手技になるので、ぜひ試してみてく

049

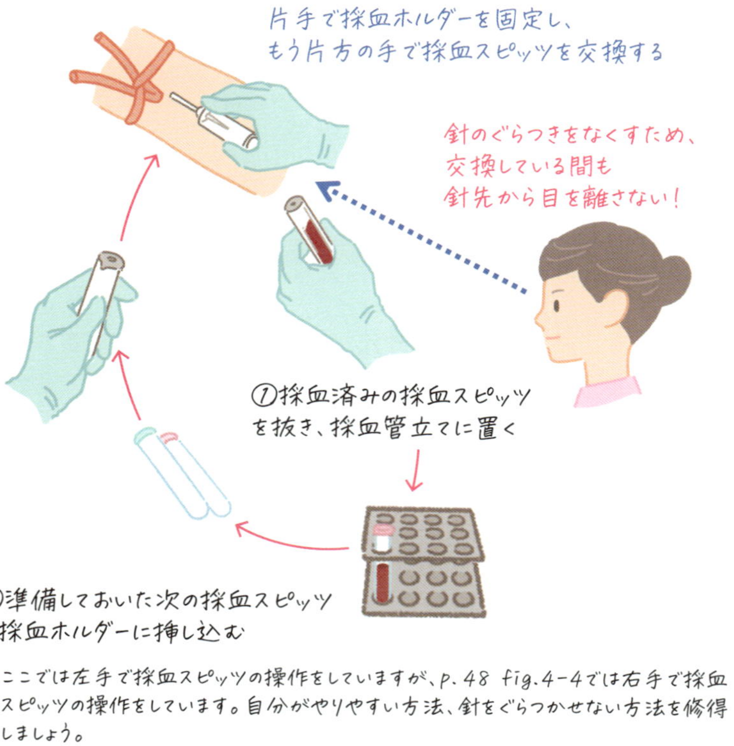

片手で採血ホルダーを固定し、
もう片方の手で採血スピッツを交換する

針のぐらつきをなくすため、
交換している間も
針先から目を離さない！

①採血済みの採血スピッツ
を抜き、採血管立てに置く

②準備しておいた次の採血スピッツ
を採血ホルダーに挿し込む

※ここでは左手で採血スピッツの操作をしていますが、p.48 fig.4-4では右手で採血
スピッツの操作をしています。自分がやりやすい方法、針をぐらつかせない方法を修得
しましょう。

fig.4-5 採血スピッツの交換操作

ださい。

感染対策

　感染対策は注射器採血時と同様です。なお、採血ホルダーはディ
スポーザブルで、再使用はできません。針は採血ホルダーから外さ
ずにそのまま一体で廃棄します[1]。

ちょっと深掘り

採血において道具の選択や穿刺技術などはもちろん重要ですが、採血はヒトの身体に針を刺す侵襲的な処置なので、「感染対策」はとても大切です。患者さんや自分の安全のためにも、常に意識しておきましょう。

・皮膚の消毒：皮脂や汚れなどを取り除き、細菌等による穿刺部位への感染を防ぐため、穿刺部位を約80％のエタノールまたは約70％のイソプロピルアルコールを含ませた綿で消毒します。アルコール過敏がある場合は、グルコン酸クロルヘキシジンやポビドンヨードなどを使用します[1]。

・病原体が人体に侵入するのを防ぐため、注射器・針等は無菌操作で扱います。

・採血後、針を抜いたら鋭利器材用の感染性廃棄物容器に廃棄します。針刺し事故防止のため、針を抜去後にリキャップしてはいけません。

引用文献
1）日本臨床検査医学会：臨床検査のガイドライン JSLM2021, 2022

Lesson 4 のおさらい

☑ 採血の方法には、注射器採血と真空管採血がある。それぞれの特徴を理解し、使い分ける。

☑ 注射器採血と真空管採血のコツは以下の3つ。
  ①採血部位の伸展と怒張と固定
  ②患者(対象)に適した針の刺入角度・深さ
  ③血液吸引時や採血スピッツ交換時の十分な固定

☑ 採血はヒトの身体に針を刺す侵襲的な処置なので、感染対策を徹底させる。

Lesson | 4 | 採血方法

Lesson 5

肘での採血の際に押さえておくべき静脈・動脈・神経の走行

動画はこちら ▶

注射をするならば神経の走行について知っておくべきです。神経の走行を理解していれば、採血時の神経損傷のリスクを回避できます。神経症状が出現してしまったときは早期に対処することが大切です。本章では血管選択の第一候補になることが多い肘での採血の際に押さえておくべき静脈・動脈・神経の走行にフォーカスを当てて解説します。

なぜ肘の血管を選ぶのか

　多くの人は採血するときに、まず肘窩の静脈を探すと思います。肘窩には、他の血管と比べて太く比較的採血しやすい**橈側皮静脈**、**肘正中皮静脈**、**尺側皮静脈**が通っているからです。

これらの静脈は、腕まくりをするとすぐに肘の内側に露出できるので、この点でも採血に適していますね。

橈側皮静脈、肘正中皮静脈、尺側皮静脈での採血が難しい場合

　しかし、橈側皮静脈、肘正中皮静脈、尺側皮静脈があまりはっきり浮き出ていない人もいます。その場合は駆血して、肘窩または別の血管を探します。探す方法は３つあります。

1. 肉眼的に紫色や緑色の血管を探す
2. 指先の腹（以下、指の腹）で皮膚を触ってみて、ぷっくりとした弾力のある血管を探す
3. 浅い血管を探す

弾力のあるぷっくりとした血管の中には血液がたくさん通っているので、採血しやすいです。肉眼的に確認できなくても、ぷっくりとした感覚があるところに少し針を進めていくと血管に当たり、採血することができます。はじめのうちは指の腹で血管を探すことは少し難しいかもしれませんが、経験を積むことで身につきます。

押さえておくべき神経と動脈の走行

　肘周囲は穿刺対象となる静脈が多いのですが、その周囲にはたくさんの神経や動脈が走行しているため、「安全に穿刺できる場所はないのでは？」と心配になるかもしれません。

　しかし、神経や動脈の走行にはそれぞれ特徴があります。それらの特徴が頭に入っていれば、損傷リスクが低い場所から優先的に採血する血管を探したり、どのような穿刺方法が適しているかを考えられるようになります。

　ここでは肘の採血部位を、上腕骨内側上顆（じょうわんこつないそくじょうか）と上腕骨外側上顆（がいそく）を結ぶ肘窩線およびその中央で直行する矢状線（しじょう）を軸として、近位内側（きんい）、近位外側、遠位内側（えんい）、遠位外側の４つの区域に分け、それぞれの区域の特徴と穿刺の際の注意点について説明します [fig.5-1]。

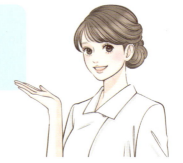

覚えておきましょう！
・尺側 → 前腕・手の小指側
・橈側 → 前腕・手の母指側
・近位 → 身体の中心（体幹）に近い側
・遠位 → 体幹から離れた側

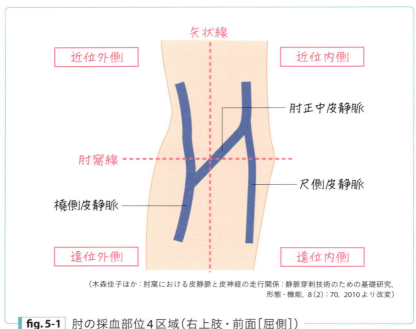

fig.5-1 肘の採血部位4区域(右上肢・前面[屈側])

肘の静脈の走行パターン

　この4つの区域での注意点をお伝えする前に、知っておいてほしいことがあります。それは、肘の静脈の走行パターンについてです。肘の静脈の走行は、実は人によって異なるのです。

　肘の静脈の走行パターンについて調べた研究[1]があります。それによると、静脈の走行パターンは**fig.5-2**のように大きく4つに分かれますが、8割の人が**fig.5-2**の①のパターンであることが報告されています。これ以外の走行パターンも、静脈の位置が少し遠位側や近位側にずれているだけで、大きな違いはありません。そのため、代表的な走行パターンである**fig.5-2**を押さえておき、実際には駆血して個々の患者さんの走行を確認する必要があります。

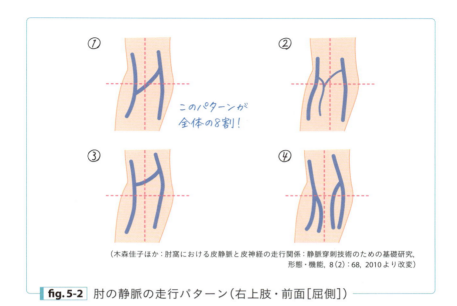

fig.5-2 肘の静脈の走行パターン（右上肢・前面[屈側]）

（木森佳子ほか：肘窩における皮静脈と皮神経の走行関係：静脈穿刺技術のための基礎研究, 形態・機能, 8(2)：68, 2010より改変）

近位内側区域 [fig.5-3]

近位内側区域でねらう静脈は尺側皮静脈と肘正中皮静脈です。

自分の腕を見るとわかるように、肘正中皮静脈は結構プリッと出ているので穿刺したくなる血管ですね。

近位内側区域にはいろいろな神経や動脈が集中しています。注意すべきなのは正中神経、上腕動脈、内側前腕皮神経です。

❶正中神経、上腕動脈

正中神経は太くて、中には直径5mmを超えるものもあります。正中神経と上腕動脈は尺側皮静脈と肘正中皮静脈の下に位置しています。そのため、この2つのいずれかの静脈を穿刺した際に、血管があると予測した深さまで針を進めても逆血が来ない場合は、絶対

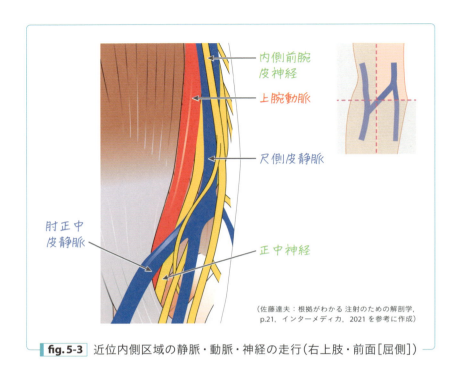

fig. 5-3 近位内側区域の静脈・動脈・神経の走行（右上肢・前面［屈側］）

にそれ以上針を進めないでください。静脈の横を穿刺してしまっていることに気づかずに深く針を進めてしまうと、正中神経や上腕動脈を傷つけてしまうリスクがあります。

❷内側前腕皮神経

　内側前腕皮神経は下行の途中で枝分かれしており、7割が尺側皮静脈の上を通っているといわれています。内側前腕皮神経は尺側皮静脈とかなり隣接して走行しているため、尺側皮静脈をねらった際に内側前腕皮神経を穿刺してしまうリスクがあります。
　穿刺直後に患者さんがしびれを訴えた場合は内側前腕皮神経を損傷しているおそれがあるので、すぐに抜針してください。

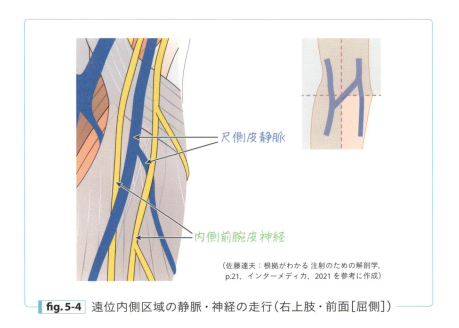

fig.5-4 遠位内側区域の静脈・神経の走行（右上肢・前面[屈側]）

遠位内側区域 ［fig.5-4］

　遠位内側区域でねらう静脈は**尺側皮静脈**で、注意すべきなのは**内側前腕皮神経**です。

　内側前腕皮神経は尺側皮静脈の上を通りながら下行し、途中で何本かに分岐して、尺側皮静脈にまとわりつきながら下っています。そのため、尺側皮静脈を穿刺しようとして内側前腕皮神経を刺してしまうリスクが高いです。基本的に遠位内側区域での採血はあまりお勧めできません。

　尺側皮静脈がかなり発達していて、ほかによい血管が見つからない場合はこの静脈をねらってもよいですが、穿刺した際にしびれが出現したら神経を損傷したおそれがあるので、すぐに抜針してください。

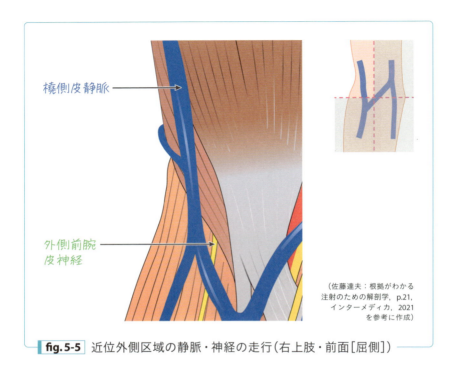

fig.5-5 近位外側区域の静脈・神経の走行（右上肢・前面[屈側]）

(佐藤達夫：根拠がわかる注射のための解剖学, p.21, インターメディカ, 2021 を参考に作成)

近位外側区域 [fig.5-5]

　近位外側区域でねらう静脈は**橈側皮静脈**で、注意すべきなのは**外側前腕皮神経**です。

　外側前腕皮神経の9割は橈側皮静脈の下を、1割は橈側皮静脈の内側や外側を通っています。橈側皮静脈を穿刺する際に深く刺入しすぎると、外側前腕皮神経を損傷してしまうリスクがあります。注意しましょう。

遠位外側区域 [fig.5-6]

　遠位外側区域でねらう血管は**橈側皮静脈**と**肘正中皮静脈**で、注意すべきなのは**外側前腕皮神経**と**橈骨動脈**です。

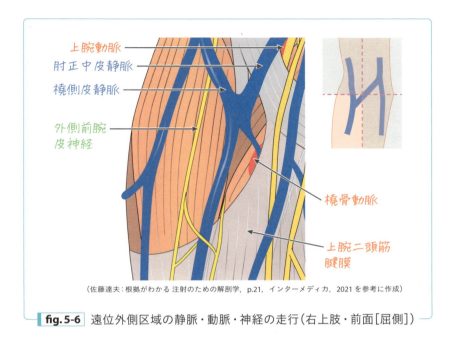

fig. 5-6 遠位外側区域の静脈・動脈・神経の走行（右上肢・前面[屈側]）

❶外側前腕皮神経

　外側前腕皮神経は7割が橈側皮静脈の裏に位置し、3割は内側と外側を通っているとされています。

❷橈骨動脈

　橈骨動脈は橈側皮静脈の下を走行しているため、橈側皮静脈を深く穿刺すると橈骨動脈を傷つけてしまうリスクがあります。
　一方、肘正中皮静脈はちょうど上腕動脈が橈骨動脈に移行している部分にあり、その上に**上腕二頭筋腱膜**があります。肘正中皮静脈をねらって深く刺した場合、腱膜があるのでかなり抵抗があり、腱膜より深く刺してしまうことはあまり考えられません。

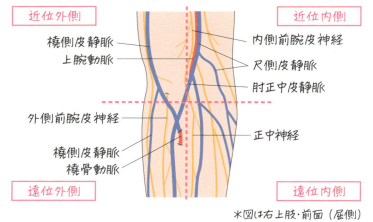

fig.5-7 肘での採血でねらう静脈と気をつけるべき神経・動脈

＊　＊　＊

　肘の４つの区域における、ねらう静脈と気をつけるべき神経・動脈を **fig.5-7** にまとめました。

　結論としては、採血部位としては前述のように「橈側皮静脈」「肘正中皮静脈」「尺側皮静脈」の３か所が選ばれますが、尺側は神経や動脈が集中しているので、深く刺してしまうと神経や動脈の損傷リスクが高くなります。けれども、採血部位の神経や動脈はいずれも

基本的には静脈より下を深めに走行していますから、深く穿刺しなければ損傷リスクは低いです。

　血管が見えにくく、肥満傾向にある人で、針を深く刺入しなければならないときには、できるだけ橈側皮静脈を選びます。刺入時のしびれや痛みの訴えを、より注意して確認するようにしてください。

引用文献
1）木森佳子ほか：肘窩における皮静脈と皮神経の走行関係：静脈穿刺技術のための基礎
　　研究, 形態・機能, 8（2）：67-72, 2010

Lesson 5 のおさらい

☑ 肘の静脈は他の場所の血管と比べて太く、周囲の神経を傷つけにくいため、採血の第一選択となる。

☑ 肘周囲の静脈の周囲には多くの神経や動脈が走行している。穿刺する際は区域ごとの神経や動脈の走行の特徴を頭に入れ、これらを刺して損傷しないように細心の注意を払う。

☑ 肘窩の尺側側は神経や動脈がかなり集中しているので、橈側・肘正中皮静脈よりも損傷リスクが高い。肘窩の橈側・肘正中側は神経や動脈は通っているが、深く穿刺しなければ損傷リスクは低い。よって、尺側側よりも橈側・肘正中側の静脈を選択するほうが安全である。

Lesson 5 肘での採血の際に押さえておくべき静脈・動脈・神経の走行

もっと深掘り

タバチエールに要注意!

　皆さん、タバチエールって聞いたことがありますか？ 親指の付け根のところにスジでできた三角のくぼみのことです[fig.1]。

　タバチエールには**橈側皮静脈**が通っています。この部位を2本か3本の指で触れてみてください。脈が打っているのがわかると思います。**橈骨動脈**です。

　手掌の解剖図を見ると、橈骨動脈は前腕から手くびまでは手掌側を通り、手くびのところからいったん手背側へ出て、そしてまた手掌側へと戻り、深掌動脈弓という動脈へとつながっているのがわ

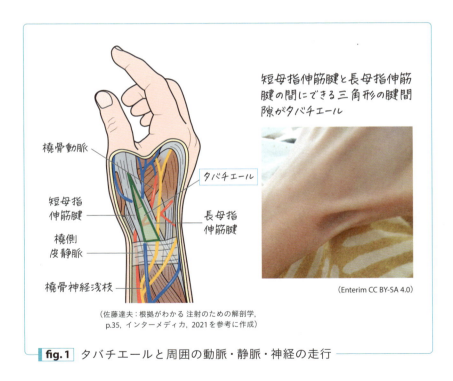

fig.1 タバチエールと周囲の動脈・静脈・神経の走行

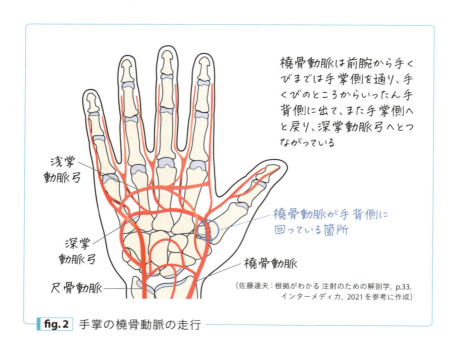

fig.2 手掌の橈骨動脈の走行

かります[fig.2]。タバチエールのところでは橈骨動脈が手背側に回っているため、ここに針を深く刺しすぎると動脈を穿刺してしまうリスクがあります。

　もう1つ、タバチエールの付近で注意しなければならないのが神経の走行です。ここには**橈骨神経浅枝**が通っていて、ちょうどタバチエール付近で、母指、示指、中指の背側へ分かれていきます[fig.1]。そのため、タバチエールで橈側皮静脈に穿刺する場合は神経損傷のリスクがあります。

　このように、タバチエールの部位には神経や動脈がすぐ近くを通っているので、タバチエールに穿刺できそうな血管が見えたとしてもこの部位は選ばず、他の部位（肘窩、手背、足背、タバチエール部位より中枢側に離れた前腕の橈側皮静脈など）を選択して採血・静脈ルート確保を行いましょう。

Lesson 6

血管の選択

動画はこちら▶

肘の血管へのアプローチ

　肘での採血は看護師ならばほぼ全員が実施すると思います。しかし、肘の血管はねらう場所や患者さん（対象）の条件などによっては神経損傷や動脈を穿刺してしまうリスクがあります。肘の解剖を理解していないまま採血を行うことは大変危険です。

　ここでは、肘で採血する際にねらうべき血管や、どのような手順で血管を探していけばよいのかなど、肘での採血の際のアプローチ方法について解説します。

肘での採血でねらうべき血管

　肘での採血でねらうべき血管は、橈側皮静脈、肘正中皮静脈、尺側皮静脈です。

　fig.6-1 は前腕右上肢の静脈の走行で、Ⓐが橈側皮静脈、Ⓑが肘正中皮静脈、尺側（小指側）にあるのはⒸ尺側皮静脈です。採血で選択される静脈は大きく分けてこの３つです。

　肘の小指側、尺側皮静脈の付近には、静脈だけでなく、上腕動脈や正中神経など神経や動脈がたくさん通っています。そのため、肘でねらう血管は、Ⓐ橈側皮静脈→Ⓑ肘正中皮静脈→Ⓒ尺側皮静脈、の順になります。

　一般に動脈・神経は静脈より深く走行していることが多いので、いずれの静脈においても深く刺しすぎないことが大切です。また、刺入時に患者さんから「痛い」「手先までしびれる」との訴えがあったら、すぐに針を抜くようにします。

血管選びの指標

　では、具体的にどのような血管を選べばよいのでしょうか？ 指標として大事なポイントは、太さ、弾力、走行、深さ（できれば浅

Lesson ｜6｜ 血管の選択

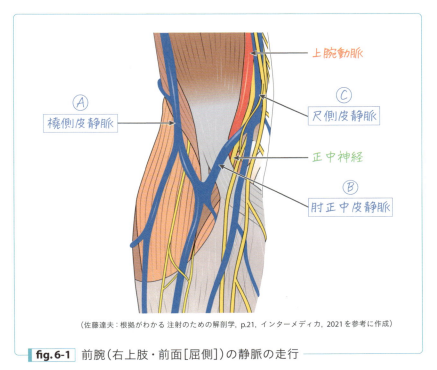

fig. 6-1 前腕（右上肢・前面[屈側]）の静脈の走行

いほうがよい）の4つです。

　もちろんこれらがすべて揃った血管があれば申し分ないですが、現実には、細かったり、弾力がなかったり、クネクネした血管しかないということもあります。そんなときは、血管の太さではなく、「**弾力**」という指標を大切にしてください。

　弾力があるということは、血管内に血液が満たされている状態なので、指で圧迫してもすぐにはね返す力があります。弾力のない血管への穿刺は、針が血管を貫いてしまいやすく難しいので、弾力のある血管を選ぶことが大切です。

血管を探す際の手順

肘での採血で血管を探す際は、以下の手順で行います。

❶ 視診 ▶ 血管を目視して、ねらえそうな血管を探す。肘の静脈、神経、動脈の走行についての知識が重要
❷ 触診 ▶ 駆血し、指先の腹（以下、指の腹）を使って血管に触れる
　※候補になる血管をみつけたら、その血管の末梢側・中枢側にかけて走行を確認する
❸ 軽打・マッサージ・保温 ▶ 駆血し、末梢側から軽く叩いたりマッサージをして静脈をうっ血させる。探せなければ温める
❹ その他の部位（前腕、手背）の検討

❶視診

　血管を目視して、ねらえそうな血管を探します。まず肘窩を確認すると、候補になる血管がみつかる確率が高いです。ねらえそうな血管をみつけたら、触診へ移ります。

　ただし、浮腫があったり、肥満などで血管が脂肪で埋もれている場合は、目視だけではねらえそうな血管がみつからないこともあります。そのようなときは触診に進みます。

浮腫がある場合の血管の探し方については、Lesson 11のp.150を参照してください。

　浮腫はなくてもねらえそうな血管がみつからない場合に役立つのが解剖の知識です。肘の静脈の走行がどのようになっているのかを

Lesson | 6 | 血管の選択

把握していることは重要です。

自分の身体で静脈のよく出ている部位を確認し、触知することに慣れておきましょう。

　Lesson 5で紹介したように、肘の静脈の走行パターンはいくつかあります。その中でも全体の8割を占めている走行パターン（p.57 **fig.5-2**の①）に沿って、おおよその場所に検討をつけて血管を探していきます。採血のうまい看護師さんは、長年の経験から肘の静脈の走行パターンが頭にインプットされており、かつ次項で述べる触診での感覚が身についているのです。

　しかし長年の経験はなくても、まずは知識を頭に入れて、臨床現場で照らし合わせていけば自然と身につきます。肘の静脈の走行パターンの図を見ながら自分の血管と照らし合わせてみて、自分の静脈の走行パターンが全体の8割のパターンと同じか、違うならばどこがどう違うのかを確認しましょう。さらに、友人や家族の腕も見せてもらって、走行パターンを確認してみてください。これを繰り返し行えば血管を探す能力はかなり向上します。この血管を探す能力が、採血においてはとても重要なのです。

　けれども、もし肘の血管をいくら探しても細くて弾力のない血管しかみつからなかったり、血管が深すぎて穿刺する自信がないときは、肘からの採血はあきらめ、前腕や手背での採血を選択することも頭の片隅に入れておきましょう。

❷触診

　自信をもって穿刺するためには、目視だけでなく、触診を行います。触診はとても重要です。

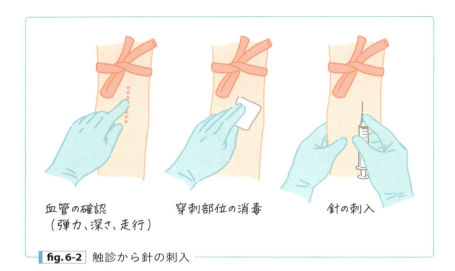

血管の確認　　　　穿刺部位の消毒　　　　針の刺入
（弾力、深さ、走行）

fig.6-2 触診から針の刺入

　触診のポイントは指の腹を使うことです。利き手では針の付いた注射器または採血ホルダーを把持するので、利き手ではないほうの示指の腹で血管の弾力と深さをチェックします。その血管の中枢側（身体の中心に近い側）や末梢側にも触れて血管の走行も確認し、刺入する針の方向を定めて、穿刺部位を消毒して針を刺入します[fig.6-2]。血管を探すときに重要なのは、最終的に患者さん個々の血管の走行を触診でつかみ、自分が自信をもって穿刺できるかどうかということです。

血管の触診についてはLesson 7のp.94「見えない血管の触知法」も参照してください。

❸ 軽打・マッサージ・保温

　触診したけれどもねらえそうな血管がみつからなかったり、血管が深くて確認しづらいときは、軽く叩いたり、末梢から中枢にかけてマッサージを行ったり、保温したりして、血管拡張や静脈の怒張

を促します。

❹ その他の部位（前腕、手背）の検討

視診→触診→打診を行い、それでもねらえそうな血管がみつからない場合は、その他の部位（前腕、手背）を検討します。前腕の橈側皮静脈は血管がよく出ている人が多いです。

手背の血管へのアプローチについては p.75を参照してください。

針先のぐらつきに注意

利き手で針を刺入したら、採血して抜針するまで利き手で固定し続けます。逆血を見たらすぐ、利き手でないほうの手で注射器の内筒を引いて採血します。

このとき、利き手で持っていた注射器を利き手でないほうの手に持ち替える人がいますが、そこで針がぐらついて血液が吸引できなくなるケースがあるので注意しましょう。

Yの字の分岐点へのアプローチ

肘窩の血管（橈側皮静脈、肘正中皮静脈、尺側皮静脈）がYの字に分岐している場合は、Yの字の股から刺入するのも1つの方法です［fig.6-3］。

Yの字の股は分岐していることで血管の固定性が強くなっているので、針を刺入する際に血管が左右に逃げにくくなります。固定性の弱い血管だと針の刺入後に針先が動いてしまい、血液が漏れたりすることがあるのですが、Yの字の分岐点は血液が漏れる確率が低くなります。

血管がYの字に分岐しているところは血管の固定性が強くなっているので、Yの字の股から針を刺入すると血管が左右に逃げにくい

（佐藤達夫：根拠がわかる 注射のための解剖学, p.21, インターメディカ, 2021を参考に作成）

fig. 6-3 Yの字の分岐点

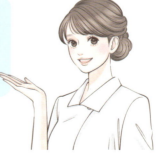

採血を行う際は、まずは肘窩の血管を確認します。けれども、これらの血管があまり出ていなかったり、何度も穿刺されて血管が硬くなってしまっていることもあると思います。
ここからは、肘窩に穿刺できそうな血管がみつからない場合にアプローチできる部位について説明します。

Lesson | 6 | 血管の選択

手背の血管へのアプローチ

　皮下脂肪が多くて肘や前腕の血管が見えづらい人へのアプローチの際にお勧めなのが手背（手の甲）の血管です［fig.6-4］。手背は皮下脂肪がつきづらい場所で、太い皮静脈が発達しており、比較的血管が見えやすいです。

血管を浮き出させる方法 —— 甘えん坊握り

　手背の血管にアプローチする際に、多くの人は手首に駆血帯を巻き、患者さんに軽くグーを握ってもらった状態で採血していると思います。しかし人によって差はありますが、さらに血管がバリっと

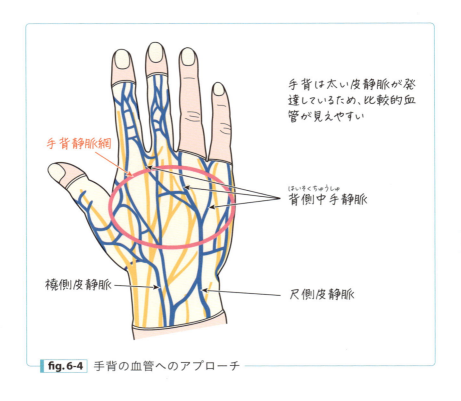

fig.6-4　手背の血管へのアプローチ

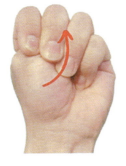
a 普通に握ったこぶし
→親指を握り込む

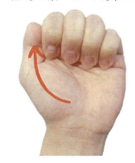
b 甘えん坊握り
→親指を横に出し、握り込まない

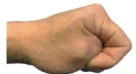
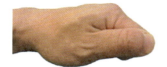

fig.6-5 甘えん坊握りとは

浮き出る方法があります。それは、通称「甘えん坊握り」です！！

　親指を横に出して握り込まないこぶしの握り方で、甘え上手な女子が男子に「もーっ」と言いながら軽く叩いて甘えるときのような感じをイメージし、「甘えん坊握り」とネーミングしました [**fig.6-5**]。こういうふうに手を握ると、手背の血管が浮き出てくる人もいます。僕の手の場合の普通の握りこぶしと甘えん坊握りの血管の浮き出方を **table 6-1** で比べてみました。

　僕の手だと血管の浮き出方は結構違うのですが、人によって血管の浮き出方は異なり、それほど違いが出ない人もいると思います。また、動きやすい血管の場合は甘えん坊握りではなく、普通にこぶしを握るほうが血管を固定できます。患者さん個々の血管の状況に応じて、血管の浮き出やすい方法を駆使し、穿刺する血管を選びま

table 6-1	こぶしの握り方による手背の血管の浮き出方の違い	
	普通に握ったこぶし	甘えん坊握り
上から 見た図	血管が見えづらい	血管が浮き出る
横から 見た図	丸みがある	平たい
正面から 見た図	丸みがある	平たい
血管の 様子	血管が潰れて見えづらい が、血管は動きにくい	血管が潰れず見える

※写真は僕の手の場合で、これほど違いが出ない人もいます。血管の状況に応じて 握り方を選択してください。

しょう。

足の血管へのアプローチ

　「右手を手術して病室に帰ってきたばかりで、左手に点滴中の患者さんに、オペ後の採血の指示が出ている」「認知症で寝たきりの患者さんで、上肢に点滴しても毎回自分で針を抜いてしまう」……このように上肢での採血や静脈ルート確保がどうしてもできず、足から採血するしかない状況もあると思います。

　ここでは足から採血する際に選択する血管についてと、穿刺する際のコツや注意点について説明します。

足でねらえる静脈

　足でねらえる静脈は、❶足背静脈弓（そくはいじょうみゃくきゅう）、❷小伏在静脈（しょうふくざい）、❸大伏在静脈（だいふくざい）、の3つです。まずはこれらの静脈がどのような走行をしているのかを確認しましょう[fig.6-6]。

❶足背静脈弓

　足背の皮下は、手背と同様、静脈網といって網の目状に静脈が発達しています。

　足の裏の皮膚は体重を支えるため丈夫にできています。しかし足の甲側（足背）は足底と比べると断然柔らかいので、足の甲側は足の裏よりも血管がよく出ています。

　足背側の静脈の始まりの部分を足背静脈弓[fig.6-6a]といい、横向きに弓なりに走行しているため、直線的な部分が短いのが特徴です。足のサイズが小さい人は、この部分での採血はまだしも、ルートキープ（血管確保）をするのはかなり難しいです。

Lesson | 6 | 血管の選択

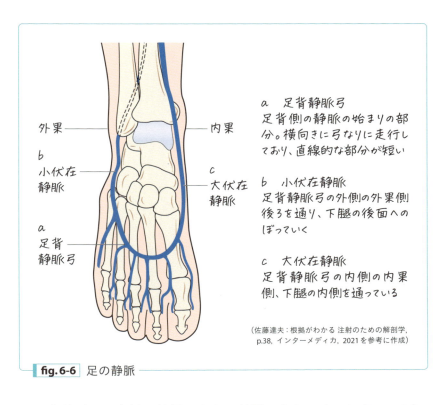

fig.6-6 足の静脈

　足背静脈弓の内側と外側から太い静脈になり、上のほうにのぼっていきます。その外側のくるぶし（外果）側が小伏在静脈［fig.6-6b］で、内側のくるぶし（内果）側が大伏在静脈［fig.6-6c］です。

❷ 小伏在静脈

　小伏在静脈は外果の後ろを通って下腿の後面へのぼっています。仰臥位の患者さんは軽度股関節外旋位（軽いガニ股）が最も楽な姿勢なので、自然とこの姿勢をとっていることが多いのですが、軽いガニ股の姿勢は外果側が外に倒れるので小伏在静脈が隠れてしまい、見えにくくなります。そのため、小伏在静脈での穿刺は難しいことがあります。

❸大伏在静脈

足背静脈弓でも小伏在静脈でも穿刺が難しい場合は、大伏在静脈を選択します。大伏在静脈は下腿の内側を通っているので、仰臥位の軽いガニ股の患者さんでも見やすく、また比較的太いからです。

足の静脈を穿刺する際に押さえておくべき神経の走行

注意しなければならないのは、太い静脈の近くにはたいてい神経が通っているということです。足の静脈を穿刺する際に押さえておくべき神経は、❶足背静脈弓周囲の神経、❷大伏在静脈周囲の神経、の2つです。

❶足背静脈弓周囲の神経

足背にはいろいろな神経が通っていますが、主な神経として**浅腓骨神経**が分岐した**内側足背皮神経**と**中間足背皮神経**があります[fig.6-7]。これらの神経は静脈の下側を走行しているところが比較的多いですが、静脈の上を通っているところもあります。

穿刺した際にしびれがピリっという感じで

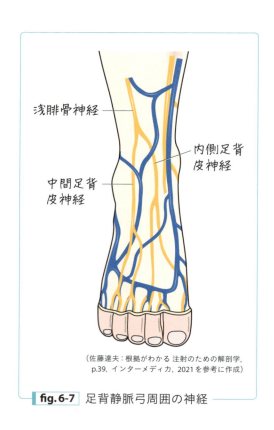

(佐藤達夫:根拠がわかる 注射のための解剖学, p.39, インターメディカ, 2021を参考に作成)

fig.6-7 足背静脈弓周囲の神経

出現したら、それ以上針を刺入させず、穿刺を中止してください。また穿刺する際に、自分がイメージした静脈の深さまで針を進めても逆血がない場合は、深追いしたり針先で探るなどの行為をすると神経損傷を起こしかねないので、やってはいけません。

❷ 大伏在静脈周囲の神経

　大伏在静脈周囲で押さえておくべき神経は、**伏在神経**です。fig.6-8を見ると、伏在神経は大伏在静脈に寄り添うように走っていることがわかります。

　覚えておきたいのは、**大伏在静脈と伏在神経が接して走る割合は、場所によってかなり違いがある**ということです［fig.6-8］。

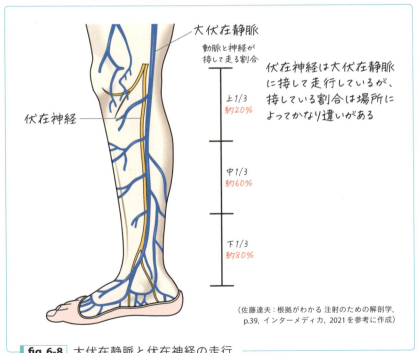

fig.6-8　大伏在静脈と伏在神経の走行

下腿の上1/3は約20％、中1/3は約60％、下1/3は約80％と、下へ行けば行くほど静脈と神経が接して走行している割合が上昇します[1]。しかも下のほうへ行けば行くほど静脈と神経が鞘のような共通の結合組織で包まれている頻度が高くなるといわれています[2]。

わかりやすくいうと、割り箸が2本くっついて1つの袋に入っているみたいに、神経と静脈がくっついて一緒に1つの鞘に入っている感じです。

　さらに下腿の下のほうでは、伏在神経から皮枝という神経が枝分かれしたものが出ています。これが大伏在静脈を横切っていて、しかもその2〜3割が静脈の上を通っているといわれています[3]。

足の血管にアプローチする際のコツ

　上記で説明した静脈と神経の走行を考えると、足の血管から採血する際に、どの血管をねらい、どのようなことに注意すればよいのかがわかってくると思います。

　採血量がそれほど多くない検査で、足背に血管が浮き出ている場合は、足背静脈弓をねらいます。ただし、**足背静脈弓へアプローチする際は、直針ではなく翼状針を使う**ことをお勧めします。足の甲は形状的に角度がつきやすいため、直針を使用すると血管を貫いてしまうリスクが高くなるからです。

翼状針は全長が短く、角度も自在に調節でき、足背での注射に適している形状をしているので、僕は翼状針を使うことが多いです。

　ここまで足の血管へのアプローチについて説明してきましたが、本来は上肢の血管にアプローチすることが望ましいです。下肢には

Lesson | 6 | 血管の選択

全身の体重がかかりますし、静脈弁が多く、静脈血がうっ血したり血栓が起きやすいなどのリスクがあるからです。しかし現実には、下肢でトライしなければならない場合もあります。そういったときに、ここで学んだ知識が少しでもお役に立てればうれしいです。

引用文献
1）Murakami, G., et al.：Anatomical relationship between saphenous vein and cutaneous nerves, Okajimas Folia Anat Jpn, 71（1）：21-33, 1994
2）佐藤達夫：根拠がわかる 注射のための解剖学, p.40, インターメディカ, 2021
3）川島友和：下肢の皮下静脈と皮下神経の解剖学的研究, 研究報告資料集（杏林大学）, 1997

Lesson 6 のおさらい

☑ 肘の採血でねらう血管は、①橈骨皮静脈、②肘正中皮静脈、③尺側皮静脈である。

☑ 血管選びの指標は、①太さ、②弾力、③走行、④深さ（浅いほうがよい）、である。

☑ 血管を探す際は、①視診、②触診、③軽打・マッサージ・保温、④その他の部位の検討、の順で行う。

☑ 肘窩の血管が使えない場合は、手背の血管にアプローチする。

☑ 上肢で採血できないときは足の静脈にアプローチする。

Lesson 7

困難血管へのアプローチと対処法

動画はこちら▶

仕事に追われて焦っているときの採血で、細かったり、逃げやすかったり、深くて見えなかったりといった、いわゆる「困難血管」にあたってしまうとパニックになってしまうこともあるかもしれません。しかし、そういう困難血管への対処法を知っていれば、落ち着いて採血を実施することができます。それに、もしそれらの対処法を実施したうえで採血に失敗してしまったとしても、やれることはやったのだから、先輩にヘルプを依頼しやすいと思います。

本章では臨床現場で遭遇するいろいろなタイプの困難血管へのアプローチの仕方と対処法について解説します。

細い血管

採血のとき、患者さんの血管が糸のように細くて針を刺すこと自体がギリギリだったり、刺せるような太さの血管がなかったり、血管に入ったものの途中で血液が返ってこなくなったりしたことはありませんか？ 血管が細い患者さんへの採血は、ちょっとした工夫で成功率が飛躍的に高まります。テクニックを身につけて、細い血管からの採血に自信をもてるようになりましょう。

血管が細い患者さんに対する採血のコツは次のとおりです。

1. 採血に適したサイズの細い針を選ぶ
2. まっすぐで弾力のある血管を選択する
3. 血管を適切に怒張（どちょう）させる
4. 真空管採血ではなく、採血量に合わせたサイズの注射器を使用して採血を行う

採血方法の選択

　細い血管からの採血は、真空管採血ではなく、採血量に合わせたサイズの注射器を使用する方法（注射器採血）にするだけで、成功率が上がります。それはなぜでしょうか？

　真空管採血は、血管に針を刺した後に採血ホルダーに採血スピッツ（真空採血管）を挿し込むと、採血スピッツの中に血液がドバーっと入ってきて、必要量が採れると止まる仕組みになっています。採血スピッツ内は陰圧になっているので、必要な血液量だけを引き入れる力が働いているからです［fig.7-1］。

本書では「採血スピッツ」としましたが、臨床現場では「真空採血管」「採血管」「スピッツ」といろいろな呼び方をされています。ちなみに標準採血法ガイドラインでは、「真空採血管（初出以降は「採血管」）と記載されています。

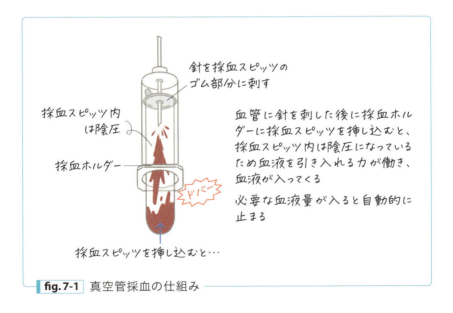

fig.7-1 真空管採血の仕組み

その力がもし血管の細い患者さんの採血の際にかかってしまうとどうなるか、想像してください。血管が押しつぶされて途中から血液が採取できなくなったり、血球がダメージを受けて溶血しやすくなったりしてしまいます。だから血管が細い患者さんの採血をする際は、真空管採血ではなく、採血量に合わせたサイズの注射器を用いて採血するほうがよいのです。

溶血についてはLesson 9のp.128で詳しく説明しています。

針の選択

　細い血管からの採血には細い針のほうが適しているので、**23G**の翼状針（よくじょうしん）を選択します。しかし、針が細いと血液の流出が弱い場合に血液が固まってしまうリスクがあるので注意が必要です。

　翼状針は穿刺時の角度を浅めに調整できるので、浅い位置に走行している血管に有効です。採血ホルダーで直針を使う場合は針は寝かせられませんが、翼状針であれば針を寝かせられるので、翼状針を使うと浅い位置にある血管の採血の成功率はアップします。

逃げる血管

　皆さんは、しっかりとよく見えている血管がみつかったので針を刺したら、いきなり血管が動いて血管の横を刺してしまった、という経験をしたことはありませんか？　臨床現場では逃げやすく、動きやすい血管に遭遇することもあると思います。ここでは逃げる血管に対する効果的な固定法についてお伝えします。

3点固定

　逃げる血管に対する効果的な固定法とは、3点固定です。
　普通の固定は、針を持っていないほうの手で血管を下（末梢側）に引っ張り、穿刺します。3点固定はまず、針を持っていないほうの手の母指と示指でL字をつくって、穿刺点を間に挟み、示指を血管のすぐ横の上方、母指を下方に置き、上下にしっかり固定します。3点目は、同じ手の中指の第1関節と第2関節の間で穿刺点のすぐ隣を横方向に引っ張り、テンションをかけます［fig.7-2a］。これで

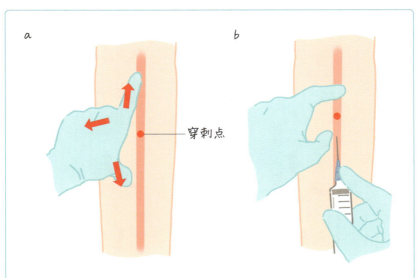

a：針を持っていないほうの手の母指と示指でL字をつくって、穿刺点を間に挟み、示指を血管の上、母指を下に置き、上下にしっかり固定する。そして中指の第1関節と第2関節の間で穿刺点を横方向に引っ張り、テンションをかける

b：母指と示指の固定の位置が狭いと、指に針を刺してしまうリスクがあるので注意する

＊図は穿刺者が右利きの場合

fig.7-2 逃げる血管に対する3点固定

動く血管も身動きがとれない状態になるので、そこに穿刺すれば成功する確率は高くなります。

　ただし、3点固定には注意点があります。母指と示指の固定の幅が狭いと、固定している指に針を刺してしまうリスクがあるのです[fig.7-2b]。よほど手元が狂わない限り自分の手を刺したりすることはないかもしれませんが、リスクを軽減させるためにも、上下の固定の幅は広くとってください。

4点固定

　3点固定では、上下の固定および右利きの人の場合は左側からの固定はされるけれど、血管が右側に逃げる心配があります。それに、右側に逃げやすい血管ということも考えられます。そうなったとき

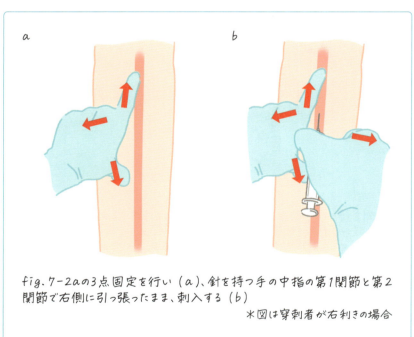

fig. 7-2aの3点固定を行い（a）、針を持つ手の中指の第1関節と第2関節で右側に引っ張ったまま、刺入する（b）
＊図は穿刺者が右利きの場合

fig.7-3 逃げる血管に対する4点固定

は、奥の手、4点固定を行います。

　4点固定は、注射器を持っている手の中指を活用します。先ほどの3点固定を行い、最後の4点目は、針を持つ手の中指の第1関節と第2関節で穿刺者が右利きの場合は右側に、左利きの場合は左側に引っ張ったまま穿刺します[fig.7-3]。

これでもう、いくら動く血管、逃げる血管でも逃げ場はありませんね。

深くて見えない血管

　浅い位置には穿刺できそうな血管がなく、深い位置によさそうな血管をみつけて穿刺したけれども、逆血が来ない、という経験をしたことがある人もいるのではないでしょうか。
　ここでは深くて見えない血管に対するアプローチのコツをお伝えします。

押さえておくべき基本事項

　アプローチのコツの詳しい説明に入る前に、まず押さえておくべきことがあります。それは、血管を穿刺するときは血管の頂点をねらう、ということです[fig.7-4]。

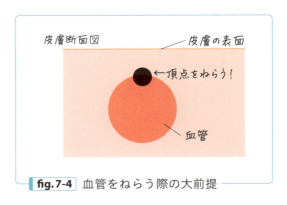

fig.7-4 血管をねらう際の大前提

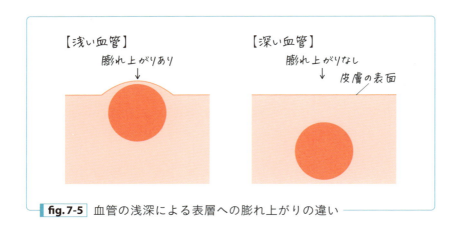

fig.7-5 血管の浅深による表層への膨れ上がりの違い

アプローチのコツ1：血管の穿刺点を見失わない

　深くて見えない血管をねらう際のアプローチのコツの1つ目は、血管の穿刺点を見失わないことです。

　深い血管の場合、表層への膨れ上がりがほとんどない［fig.7-5］ため、血管の穿刺点を見失いがちですが、穿刺点を見失って曖昧な位置から穿刺すると、血管の頂点を外します。穿刺点を見失わないことは重要です。では、どうすれば穿刺点を見失わずに穿刺できるのでしょうか？

❶物品配置を整える

　採血をスムーズで安全に実施するために、穿刺点を探す前に、まず注射針や翼状針、アルコール綿など使用する物品をすぐに把持できる位置に配置し、使用しやすい状態にしておくことが大切です。穿刺者が右利きの場合は、採血する腕の右側に注射器と針や針捨て容器を、左側にアルコール綿を置くと効率がよく、針刺し事故の防止にもなります［fig.7-6］。

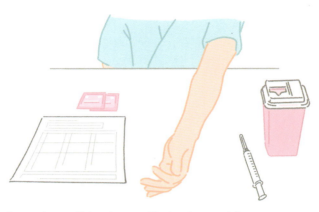

穿刺者が右利きの場合の物品配置（上記イラスト）
- 採血する腕の右側（穿刺者の利き手側）に針や針捨て容器を置く
  →採血開始時に針を取りやすく、終了時に針を捨てやすい
- 採血する腕の左側（穿刺者の利き手でない側）にアルコール綿を置く
  →利き手でないほうの手でアルコール綿をとるため

※真空管採血で右利きの人が右手で刺入し、左手に採血ホルダーを持ち替えて採血スピッツを右手で操作する場合は、針捨て容器は採血する腕の左側に、アルコール綿は右側に置く
※穿刺者が左利きの場合の物品配置は右利きの場合の逆になる

fig.7-6 穿刺前の物品の準備

❷「ここに刺す」と決めたポイントから目を離さない

　穿刺点が決まったらやるべきことは1つ、穿刺点から目を離さないで凝視したまま、注射針や静脈留置針をこの穿刺点に刺します。ただこれだけなのですが、あらかじめ物品配置を整えておけば、穿刺点から目を離さないで実施することができます。

僕は右利きなので針は採血する腕の右側に、アルコール綿は左側に置き、穿刺点を凝視しながら、周辺視野でアルコール綿と針を手に取って刺入動作に移れるようにしています。

アプローチのコツ2：針刺入の直前に血管の怒張を再確認し、消毒後、針を刺入する

　血管の怒張を確認後、針のキャップを外す準備までしたところで、針の刺入直前に再度怒張した血管を確認し、穿刺部位を消毒して、針を刺します。

見えない血管の触知法

　採血の際に、「深めの位置に血管がありそうだけども、ちょっと自信がもてない……」ということはないでしょうか？　そんなときはここで紹介する方法を行ってみると、血管を触知でき、自信をもって穿刺できるようになります。

❶ **血管があると思う場所と、そうではない場所の感覚を比較する**

　まずは「血管がある」と思う場所に触れてみます。ここかなと思う場所に指の腹を乗せ、指を少しずつずらしていくと、血管を明らかに感じる場所がわかると思います［fig.7-7］。自信がもてないと

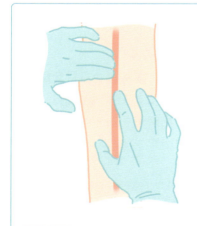

血管があると思うところに指の腹を乗せて、指を少しずつずらしていく

fig.7-7 見えない血管の触知法

Lesson ｜7｜ 困難血管へのアプローチと対処法

きは、他の場所と感覚を比較してみてください。

このとき、それほど強く触れなくても血管を感じることができます。触れる強さについては、実際にやってみて体得してください。

❷指の腹で触診する

指の腹で触診するというのは基本中の基本です。血管を指でギュッと押さえすぎるとわかりづらいので、やさしく自然に指をちょっと乗せるぐらいがちょうどよいです。

血管が出にくい人への対処法

血管が出にくい人に対して、簡単に血管を怒張させることができるお勧めの方法を紹介します。

マッサージをする、末梢の運動を促す

臨床現場では、採血できそうな血管がまったく見当たらないケースもあると思います。そういう患者さんの多くは自力で体位変換が困難だったり、安静の指示が出ていて運動ができなかったり、活動量が減少していて末梢循環が低下していたりします。そのようなときは、マッサージをしたり、末梢の運動を促してあげると血流が促進し、血管が浮き出てくることがあります。

マッサージをするときは、駆血帯を巻いた後に、末梢から中枢に向けて行います。

末梢の運動を促すときは、手であればグーパーグーパー（クレンチング）を10回程度行ってもらった後で、しっかりグーを握ってもらうと血液が中枢側へ流れていきます。足から採血する場合は、足首の曲げ伸ばしを10回くらい行ってもらうとよいでしょう。

あたためる

　あえてひらがな表記にしたのには訳があります。ここでいう「あたためる」には2つの意味があり、1つは注射する部位をホットタオルなどで温める、お湯につける、の「温める」(保温)、もう1つは室温を上げて身体を暖める、の「暖める」です。

　ホットタオルなどで「温める」方法は、多くの人がやっていると思います。穿刺部位や指先などを40度程度のホットタオルでしばらく温めると血液循環がよくなって、血管が浮き出やすくなります。

40度前後で15分間の上肢温罨法は静脈怒張に有効だったという研究結果[1]もあります。

　もう1つの室温を上げて身体を「暖める」ですが、採血をするタイミングは、検査データの影響などを考えると朝一番に行うことが多いです。寒い時期だと朝一番は部屋の室温が低く、血管が出にくくなるので、事前にエアコンなどで室温を上げておくと、血管が浮き出やすくなります。

採血部位を下垂させる

　これは血管を浮き出させる方法の基本なので、ほとんどの人がやったことがあると思います。採血部位をダランとさせて心臓よりも下にすると、そこに血液が集まりやすくなり、血管の怒張を促すので、血管が見えやすくなります。「末梢の運動を促す」と組み合わせると効果が倍増します。

　採血部位を下垂させる方法は簡易的で効果も大きいです。血管が出にくい人への対処法の第一選択といってもよいです。

くまなく探す

　自分が採血するときによくねらう肘の橈側皮静脈、肘正中皮静脈、尺側皮静脈や、手背・足背などの静脈などがあまり出ていない患者さんに遭遇したときは、頭が真っ白になってしまい、冷静な判断ができなくなってしまいがちです。また、「あの患者さんは血管が出ていない」などという先輩や同僚からの事前情報があると、先入観で「血管が出ていない」と思い込み、実際はしっかり触知できる血管があるのに見落としてしまうこともあります。

　血管が出ていなさそうな患者さんに出会ったら、まずは深呼吸をしましょう。そして落ち着いたら、上腕・前腕の血管を確認したり、下肢の血管を探したりと、全身の血管をくまなく探してください。そうすれば、「これならばいけそう」と思う血管に出会えるかもしれません。穿刺できそうな血管をみつけたら、ここまでに紹介した対処法の中から実施できそうなものをやってみてください。

引用文献
1）佐々木新介ほか：末梢静脈穿刺に効果的な上肢温罨法の検証，日本看護技術学会誌，
　12（3）：14-23, 2014

Lesson 7 のおさらい

☑ 細い血管へのアプローチのコツ
　①まっすぐで弾力のある血管を選択する。
　②血管を適切に怒張させる。
　③真空管採血ではなく、採血量に合わせた
　　サイズの注射器を使って採血する。

☑ 逃げる血管は上・下・横の固定で対処する。

☑ 深くて見えない血管へのアプローチのコツ
　は、血管の穿刺点を見失わないこと。

☑ 見えない血管は、血管があると思われる場所
　を手で軽く叩いたり、指の腹で触知して確認
　する。必要時、マッサージや刺入部より末梢
　の運動を促したり、保温などを試みる。採血
　部位を下垂させるのも効果的。

Lesson 7 困難血管へのアプローチと対処法

Lesson 8

採血時のトラブル対処法

動画はこちら▶

採血にはさまざまなトラブルがつきものですが、これらのトラブルへの対処法やトラブルを未然に防ぐ方法を知っていると、その多くは回避できます。本章では採血の際によく遭遇するトラブルの対処法について解説します。

採血途中で血液が出なくなった!

皆さんは、採血の途中で、それまで順調に出ていた血液が突然、もしくは徐々に止まってしまい、血液が出なくなってしまった、という経験をしたことはありませんか? ここではそんなときの対処法をお伝えします。

採血途中で血液が止まる原因

採血途中で血液が止まる原因は3つのパターンに分かれます。

❶ 駆血帯（くけつたい）の締め方が強すぎる
❷ 採血スピッツ（真空採血管）内の陰圧効果がなくなっている
❸ 血管壁が針先を塞いでいる、または針が血管を貫通してしまった

❶駆血帯の締め方が強すぎる

採血のときに駆血をしないで血管に針を刺しても、血液を採取することは難しいです。採血では静脈血管に穿刺します。静脈は心臓の拍出により動脈を通って末梢に行った血液が返ってくる道で、採血はその返ってくる弱い圧の血液を回収しているのです。

血液を回収するために駆血を行います。駆血は漢字の意味でいう

Lesson | 8 | 採血時のトラブル対処法

と「（駆血部位から中枢側の）血を除く」ということです。縛って駆血し、動脈の流れを止めることで、静脈については心臓に返ろうとしている血液を「うっ滞」させます。うっ滞というのは、簡単にいうと「せき止められている状態」のことです。そのせき止められているところに針を刺して血液を採取するのが採血です。これが通常の静脈採血の原理です。

　患者さんの血管が細いと、駆血で血管が浮き出てくることを期待して、強く縛ってしてしまうことがあります。しかしあまり強く縛ってしまうと、静脈に血液を供給している動脈までも締めてしまい、採血開始直後は血液が採れていたのに、少し時間が経つと静脈への血液の供給が途絶えてしまって、血液が出なくなってしまいます。この状態を<ruby>虚血<rt>きょけつ</rt></ruby>といいます。

　虚血している状態に気づくためには、駆血した手のひら（<ruby>手掌<rt>しゅしょう</rt></ruby>）を見るとわかりやすいです。本来、ほんのり赤くなっている手のひらが、**激しく虚血している状態だと血の気が引いて不自然に白くなっています**。この状態は動脈からの血液の供給が途絶えているサインです。

　虚血状態にしないためには、拡張期血圧より弱めの 40 mmHg くらいのきつさ、つまり駆血帯は手のひらに赤みがある状態くらいの適度の強さで縛ります。

　<ruby>翼状針<rt>よくじょうしん</rt></ruby>を使用している場合はテープなどで針を固定していれば駆血帯を緩めることができますが、注射器や採血ホルダーに直針をつけて採血している場合は途中で駆血帯を緩められないので、初めから駆血帯を適切なきつさで巻くことが大切です。

❷採血スピッツ内の陰圧効果がなくなっている
　採血スピッツに血液が必要量採れていれば問題はありません。採

血スピッツ内の陰圧効果については Lesson 9 の p.123 で説明しているので、そちらを参照してください。

❸ 血管壁が針先を塞いでいる、または針が血管を貫通してしまった

血管壁が針先を塞いでいる、または針が血管を貫通してしまった状況は、以下の3つのパターンが考えられます。

(a) 針先が血管の上壁に当たっている

fig.8-1 は針先が血管の上壁に当たっている図です。このような状況は、針の刺入時には浅い位置にある血管が徐々に深くなっている場合などに起こりやすいです。

針先が血管の上壁に当たっているときの特徴として、針が血管に入り逆血が来たけれども、採血スピッツを挿入したり注射器の内筒を引いて吸引圧をかけると、血液が途中から返ってこなくなってしまうことがあげられます。

針先が血管の上壁に当たっていると、「ブブブ、ブブブ」とバイブレーションのような感覚が響いてくることもありますよ。

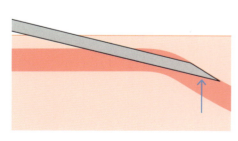

fig.8-1 針先が血管の上壁に当たっている状態

針の刺入時には浅い位置にある血管が徐々に深くなっている場合は、針先が血管の上壁に当たってしまいやすいので注意する

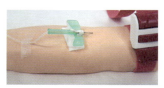
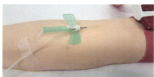
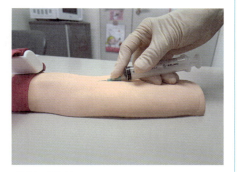

翼状針の固定
アルコール綿を羽の下に当てるか、テープでチューブを固定して、針の角度を保つ

直針の固定
利き手の示指で直針の針基を固定し、下側の3指を患者の皮膚につけて固定して針の角度を保つ

fig.8-2 血管の上壁に針先が当たらないための針の角度の保ち方

　血管の上壁に針先が当たらないようにするためには、少しずつ針の角度をつけてみます。

　注意が必要なのは、あまり角度をつけすぎると針が血管を貫通してしまうリスクがあるということです。少しずつ角度調整をして、血液が採取できる角度になったら、翼状針であればアルコール綿を羽の下に当てて角度を保てるようにします。直針を使用している場合は、適切な角度を保てるように、把持している指を使って角度を調整します［fig.8-2］。そうすれば針先に当たっていた上壁から針先が外れて、採血が可能になります。針の角度の対処のほか、針を少し引いてみる方法もあります。

　これらを行うことで血液の吸引が再開すればよいのですが、それでも血液が引けない場合は、抜針してやり直しましょう。

⒝ 採血スピッツの吸引圧が強すぎる

採血スピッツの大きさはいろいろで、大きいものは1本で10 mL くらい入るものもあります。その場合、そのスピッツには10 mL 分の陰圧がかかっていることになります。

その強い圧力が採血ホルダーにスピッツを挿した瞬間にかかると、血管に入っていた針先から血液が強い圧力で引っ張られ、うっ滞していた血液が一気に吸い取られてしまい、血液が返ってこなくなったり、吸う力が強くて針先に血管壁がへばりつくことがあります。脱水傾向の患者さんは血管内の血液量がもともと少ないため、必要な血液量が採れずにこのような状態になることがあります。

対処法としては、**真空管採血ではなく、注射器を使用した採血を行います**。注射器採血は採血時の吸引圧を調整できるからです。特に血管が細かったり脱水傾向のある患者さんには、注射器を用いると、引くときの力がかかりすぎず、適切な力で吸引できるので安心です。

⒞ 血管が蛇行している

蛇行している血管に針を刺すと、針先を血管壁が塞いでしまっていることがあります。

蛇行している血管から採血する際は、血管固定は基本的にまっすぐ末梢側に引っ張るのがベストです［**fig.8-3**］。そうすると蛇行している血管がまっすぐに伸びるので、その血管に刺入します。

血管を固定していた手を離すと、また元の蛇行した状態に戻りますが、そのとき蛇行した部分に針先が当たると、血液が返ってこなくなります。そのような場合は、**穿刺した部位の皮膚と針先を一緒に手前に数ミリ程度引きます**。そうすることで針先を塞いでいた蛇行した血管を再度伸展させることができ、血管壁が針先から離れて採血できるようになります。

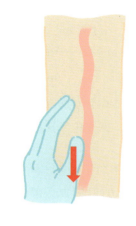

血管をまっすぐ末梢側に引っ張って固定すると、蛇行している血管がまっすぐに伸びるので穿刺しやすくなる

fig.8-3 蛇行している血管から採血する方法

　このように、採血途中で血液が返ってこなくなる状況には様々な要因が考えられます。原因が1つだけではなくいくつかが同時に起きている場合もあるので、患者さんの血管の走行や血管の状態をアセスメントしながら、状況に応じた対処法を行ってください。

採血後に皮下出血が生じてしまった！

　皆さんは、採血の間や採血直後は問題なかったのに、少し時間が経った後で穿刺部位に皮下出血が見られ、紫色や暗赤色、青あざになってしまった、という経験はありませんか？ このようになった原因は自分の穿刺技術が未熟だったから……と思う人もいるかもしれません。でも、本当にそうなのでしょうか。ここでは皮下出血が生じる原因と対策について説明します。

皮下出血が生じる原因と対策

まず、皮下出血が生じた事例を 2 つ、紹介します。

事例 1

　40代の女性。肘によく出ている弾力がある血管があり、そこから直針を使用した真空管採血を行った。採血中や採血直後に皮下出血は見られなかった。

　採血終了後、患者さんに、5 分間止血し、その後に会計を済ませて帰宅するよう説明した。しかし、会計の前に「刺入部が青くなってきた」と患者さんから訴えがあり、確認したところ、皮下出血が見られた。

事例 2

　60代のやや肥満の女性。皮下脂肪が多く血管も細かったので、翼状針で採血した。針を抜くときに「ちょっと痛かった」と言われたが、採血中や採血直後に皮下出血は見られなかった。しかし数分後、「青くなってきた」との訴えがあった。確認すると、針の刺入部から 2〜3 cm の範囲に皮下出血が見られた。

　両事例とも、採血中は特に問題となることはなく、採血手技自体にも問題はなかったようです。では、何が原因で皮下出血が生じてしまったのでしょうか？ 実は 2 つの事例ともに、採血終了後の止血が適切ではなかった可能性が高いです。

❶止血の場所が適切でなかった

　両事例とも、採血後に針の刺入部位に止血用テープを貼り付け、患者さんに「5分くらいここ（針の刺入部位）を指で押さえておいてください」と説明していました。

　この方法でしっかり止血できる人もいるのですが、圧迫部位と圧迫の強さが不適切だと、少し時間が経った後で皮下出血が生じてしまうことがあります。

　5分くらい針の刺入部位を指で押さえれば止血できると考えている人は、**皮膚の穿刺部位と血管の穿刺部位の場所は違う**ということに気づいていない可能性があります。

　fig.8-4を見てください。Aは皮膚の穿刺部で、この付近は出血しやすいです。Bは血管の穿刺部で、ここも出血しやすい状態です。先の両事例ともに、針が血管を突き破っていたのだとしたら、血管を突き破った地点Cからも出血しやすくなります。

　多くの場合、患者さんに圧迫止血のために押さえるよう説明する

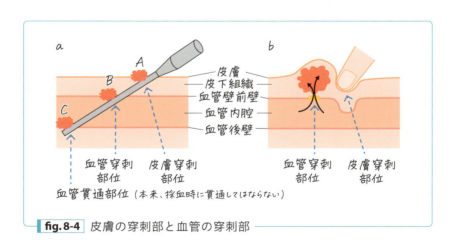

fig.8-4 皮膚の穿刺部と血管の穿刺部

場所は、針を抜いた位置、皮膚の穿刺部（A）です。患者さんがAを押さえて、血管の穿刺部（B）を押さえていないと、皮下出血が生じてしまうことがあります[fig.8-4b]。

つまり、Aだけでなく、Bも押さえなければならないということです。指は1本でなく、2本か3本を使って、血管に沿ってしっかりギュッと押さえて止血することが大切です。

❷ 圧迫が弱かった

皮下出血が起こったもう1つの原因として、圧迫が弱かったことが考えられます。圧迫が弱いと血液が止まらず、そこに皮下出血が生じてしまうリスクがあります。

患者さんは、皮膚の穿刺部の上から指をちょっと乗せておくだけ、ということもありがちですが、これでは圧迫の力が弱すぎて出血する可能性があります。患者さんには、

- 血管に針を刺したので出血しやすい
- 針の刺入部だけでなく、血管に沿って指3本でしっかりギュッと押さえる
- 5分間くらい押さえてから離し、血が止まっていることを確認する

ということをていねいに説明してください。

圧迫止血までしっかり指導する、というところまでが注射手技です。採血が上手なナースとは、最後のところまでしっかりと説明できるナースですよ。

❸ 針が血管を貫通し、血管外に血液が漏れた

穿刺する血管を探すときに針が血管を貫通した場合にも皮下出血

が生じることがあります。その他、採血時に針や注射器の固定が甘かった場合や、採血中に患者さんが動いてしまった場合などにも針が血管を貫通し、血管外に血液が漏れて皮下出血を生じてしまうことがあります。

血管が細い人や抗凝固薬・抗血小板薬を服用中の人も、採血後に皮下出血を起こしやすい傾向にあるので注意が必要です。

皮下出血の経過

　皮下出血は通常、痛みやしびれ等の症状がなければあまり心配する必要はありません。あざは濃い青色・暗赤色から緑色、そして黄色と徐々に吸収されていき、出血の程度や個人の体質により差がありますが、1〜2週間から1か月程度で自然に治癒します。

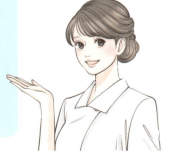

「内出血」とは皮膚の内側で出血が起こることで、いくつかの種類があります。違いを押さえておきましょう。

・皮内出血→赤紫色で、青あざよりも明るい色味のあざ。強めの摩擦で起こることがある。
・皮下出血→小さな血管の損傷により皮下に血液が溜まった状態で、比較的小さい出血。暗赤色から青色のあざ。皮内出血と同じ意味で使われることも多い。
・皮下血腫→血管から流出した血液が皮下組織に溜まって固まったもの。皮下出血よりも大量の血液が溜まった状態で、皮膚が膨れ上がる。

Lesson 8 のおさらい

☑ **採血途中で血液が止まる主な原因**

①駆血帯の締め方が強すぎる。②採血スピッツ内の陰圧効果がなくなっている。③血管壁が針先を塞いでいる。

［対策］

・針の角度を少しずつつけるか、引く。

・真空管採血でなく、注射器採血にする。

・蛇行している血管からの採血では、血管はまっすぐ末梢側に引っ張り固定する。

☑ **採血後に皮下出血が生じる主な原因**

①止血の場所が適切でない。

②圧迫が弱い。

［対策］針の刺入部だけでなく、血管に沿って指3本でしっかりギュッと押さえる。

③針が血管を貫通し、血管外に血液が漏れた。

Lesson 9

正確な血液検査のために

動画はこちら▶

血液検査では、採血の際にやってはいけないことを理解していないと検査データに影響を及ぼしてしまい、採血をやり直さなければならなくなることがあります。本章では正確な血液検査を行うために必要なことをピックアップして解説します。

採血スピッツに血液を入れる順序

　採血スピッツ（真空採血管）に血液を入れる順序はガイドライン[1]に記載されていますが、よく知らなかったり、気にしていない人もいるのではないでしょうか。でもこの順序を間違えると、血液が凝固してしまったり量が足りなかったりして採血のやり直しになってしまうことがあります。そうならないために、正しい順序をしっかり学びましょう。

　真空管（ホルダー）採血の場合と注射器（シリンジ）採血の場合では、採血スピッツに血液を入れる順序は異なります。

真空管採血の場合（挿し込みの順序）
　▶ 凝固検査用 → 赤沈用 → 血清用（生化学）→ ヘパリン入り
　　→ EDTA入り（血算）→ 解糖阻害剤入り（血糖）→ その他
　　または
　　血清用（生化学）→ 凝固検査用 → 赤沈用 → ヘパリン入り
　　→ EDTA入り（血算）→ 解糖阻害剤入り（血糖）→ その他

注射器採血の場合（分注の順序）
　▶ 凝固検査用 → 赤沈用 → ヘパリン入り → EDTA入り（血

Lesson ｜ 9 ｜ 正確な血液検査のために

算）→ 解糖阻害剤入り（血糖）→ 血清用（生化学）→
その他

※標準採血法ガイドライン[1]より一部改変

　採血ホルダーを使った真空管採血では凝固と血清（生化学）のどちらを優先するかの絶対的な根拠はないといわれています。通常は最初に凝固検査用の採血スピッツに血液を採取し、穿刺に時間を要した場合や特殊な項目の検査を含む場合は最初に生化学検査用の採血スピッツに採取するなど、各施設で取り決められた順序や、患者さんの指示・状況を確認して実施します[1]。

　以下では、採血スピッツの種類や取り扱いについて理解するために必要なポイントを説明します。

ポイント1：採血スピッツに血液を入れる順序は、基本的には凝固したら困る順

　血液は固まる性質をもっています。皆さんは、採血するべきスピッツが3本あって、1本目はドバーッという勢いで血液が出たのに、2本目はピューッというくらいになり、3本目はポトポトポトという感じになってしまったという経験はないですか？ こんなふうに血液流入の勢いは穿刺直後が最も強く、時間とともにだんだん弱くなっていきます。

　ということは、後になれば後になるほど血液の流入に時間がかかり、凝固しやすくなるため、血液が凝固する前にすばやく抗凝固剤と混和させる必要があるということです。注射器採血では、基本的に凝固したら困る順、「凝固検査用→血算検査用→血糖検査用→生

化学検査用」の順序で採血スピッツに血液を入れます。この順序を僕は下記のように覚えました！

> **ぎょう**　　　**さん**　　**とれる**
> 凝固検査用 → 血算検査用 → 血糖検査用 → 生化学検査用

ポイント2：抗凝固剤や凝固促進剤の存在

採血スピッツには、中に白い粉や透明の液体が入っているものと、入っていないものがあります。この粉や液体は、血液が固まるのを抑えたり、糖の分解を抑制する作用をもっています。入っているものがどんな役割をしているのかを確認しておきましょう。

採血スピッツの中に入っている物質は、大きく分けると、❶EDTA（エチレンジアミン四酢酸）、❷クエン酸ナトリウム、❸フッ化ナトリウム、❹凝固促進剤、血清分離剤、の4種類です。

❶ EDTA（エチレンジアミン四酢酸）

EDTA（エチレンジアミン四酢酸）は簡単にいうと<u>血液を固まらせるのを抑える</u>粉です。液体中のカルシウムイオンをキレート除去することで強力な抗凝固作用を発揮します。

血液が固まるときに必要なものにカルシウムイオンというものがあります。このカルシウムイオンをほかの物質とくっつけておけば血液は固まらないので、EDTAとペアを組ま

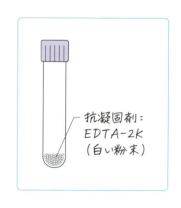

抗凝固剤：
EDTA-2K
（白い粉末）

せておくのです。カルシウムイオンが EDTA とペアを組んでいるおかげで、血液は固まりません。

　EDTA が入っている代表的な採血スピッツは、全血球計算（CBC：complete blood count）、略して**血算**と呼ばれる検査に用いられます。スピッツに入っている白い粉が EDTA で、これが血液中のカルシウムイオンとくっついて血液サラサラの状態を保っています。

血算検査では血液中の細胞成分である赤血球、白血球および血小板の数や大きさを計ったり、ヘモグロビン濃度、ヘマトクリット値などの計測を行います。

　血液を採取したら、**転倒混和**を行います。転倒混和を行うことで EDTA と血液が混ざってカルシウムイオンと EDTA がくっつき、血液が固まらない状態にすることができます。

転倒混和についてはp.121で詳しく説明しています。

❷ クエン酸ナトリウム

　クエン酸ナトリウムは透明の液体です。EDTA と同様に抗凝固剤でカルシウムをキレート除去しますが、その作用は EDTA よりも弱いことが特徴です。

　クエン酸ナトリウムは**凝固系**検査に用いられます。その際、**血液とクエン酸ナトリウムの混合比を 9 対 1 とす**ることが重要で、3.2％クエン酸ナトリウム溶液 0.2mL 入りの採血

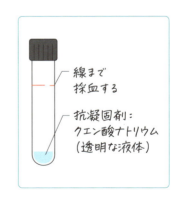

線まで採血する

抗凝固剤：クエン酸ナトリウム（透明な液体）

管に血液 1.8 mL を加えるのが一般的です。

　ほかにもクエン酸ナトリウムは赤沈（赤血球沈降速度）の検査にも用いられますが、この場合は血液とクエン酸ナトリウムの混合比は4対1です。

　このように凝固系の採血スピッツには透明の液体のクエン酸ナトリウムが入っていて、血液の必要量がラインで記されています。このラインは、採った血液を固まらせずに、身体の中にある状態に近いままで検査するために必要な量を示しています。このラインまで血液が採れていないと正確な値が出ないので、採血のやり直しになることもあります。気をつけましょう。

❸フッ化ナトリウム

　フッ化ナトリウムは血糖検査の採血スピッツの中に入っている白い粉です。血算スピッツの中に入っていたEDTAと見た目は変わりませんが、入っている中身は別物です。

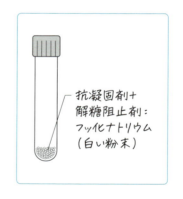

抗凝固剤＋解糖阻止剤：フッ化ナトリウム（白い粉末）

　血液中にはブドウ糖がありますが、採血後に血球から逸脱した解糖系酵素のエノラーゼがブドウ糖をパクパク食べてしまうため、採血後は血糖値が下がってしまいます。なんと1時間で約7％の速度で血糖がなくなるそうです。

　そこでこのフッ化ナトリウムが必要になってきます。フッ化ナトリウムは解糖系酵素エノラーゼに対する阻害作用をもち、血糖をエノラーゼから守るとともに、脱カルシウム作用をもつ抗凝固剤として血液凝固を抑える役割をします。

ただし、フッ化ナトリウムの解糖阻止効果は発現までに約3時間を要します。3時間後には血糖は約21％も下がっているので、今後はもっと即効性の高い解糖阻害法が普及するだろうといわれています。

❹ 凝固促進剤、血清分離剤

　凝固促進剤は採取した血液を固まりやすくさせる役割をしています。**生化学**検査の採血スピッツの途中に引っかかるようにして入っている丸いフィルムには凝固促進剤がコーティングされていて、血液の凝固を早めています。

　生化学スピッツに血液を入れて少し時間が経過すると、血液がプルプルの

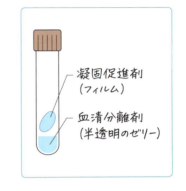

ゼリーのようになっているのを見たことがあるかもしれませんが、あれはこの凝固促進剤の効果です。なぜ凝固促進剤が必要なのかというと、検査結果が出るまでの時間を短縮するためです。

　ここで注意してほしいのは、**凝固促進剤はしっかり混ざっていないと均一に凝固しない**ということです。真ん中のほうの血液が固まっていない状態だと、再度遠心分離をしなければならなくなるので、しっかりと転倒混和してください。

　スピッツの底のほうに溜まっている半透明の塊は**血清分離剤**です。血液は放っておくと30分程度で自然に凝固して血餅（けっぺい）と血清に分離しますが、検体として血清だけがほしい場合に分離を早めるために血清分離剤が入っています。

ちょっと難しかったかもしれませんね。でもざっくりとでも覚えておくと、役に立つときがあると思いますよ。

table 9-1 血液検査の種類と採血スピッツの特徴

検査	血算	凝固	血糖	生化学
採血スピッツ内の物質と特徴	EDTA（抗凝固剤；白い粉）	クエン酸ナトリウム（抗凝固剤；透明な液体）必要血液量がラインで記入	フッ化ナトリウム（抗凝固剤＋解糖阻止剤；白い粉）	凝固促進剤（フィルム）血清分離剤（半透明ゼリー）
フタの色	紫	黒	グレー	茶

血液検査の種類と採血スピッツに入っている粉や液体の特徴を table 9-1 にまとめました。

ちょっと深掘り

「組織液」とは、動物の各組織の細胞間にある液体成分で、毛細血管から血液外へ血漿が漏出したものです。血漿は血液から血球（赤血球、白血球、血小板）を取り除いた液体で、各種タンパク質、ブドウ糖、脂質、金属イオン、電解質、ホルモン、ビタミンなどを含んでいます。これらの中に存在する多種の血液凝固因子のタンパク質は血液を固まらせる働きをするため、組織液が凝固系検査の採血スピッツに混入した場合、血液が固まったり、検査データに影響を与えてしまう可能性があることを覚えておきましょう。

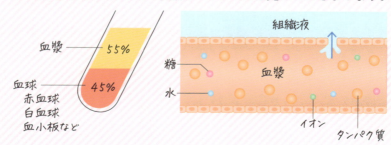

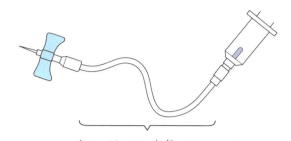

fig. 9-1 翼状針を使用した真空管採血の注意点

翼状針を使用して真空管採血をする場合

　翼状針を採血に使っている人は多いと思いますが、翼状針を使用して真空管採血をする場合に留意すべきことがあります。それは、チューブ内にデッドスペースがあるということです。

　翼状針は針先にチューブがつながっていますが、このチューブの中には約 0.45 mL の空気が入っているといわれています。そのため、翼状針を使用して真空管採血をする場合、チューブの中の空気が採血スピッツ内に入ってしまい、その分だけ採血量が足りなくなることがあります［fig.9-1］。

　凝固系検査など正確な採血量が決まっている検査を最初に行う場合は、まずダミーの採血スピッツを挿し込みチューブ内に血液を満たした後に、目的のスピッツに必要な採血量を採取するか、凝固系以外の検査があれば先にそれらの検査の分を採取し、その後に凝固系検査の分を採るようにします。

分注する際の注意点

　注射器採血後の採血スピッツへの分注は、ガイドラインでは針刺し事故のリスクや採血スピッツへの注入量が不正確になる可能性が

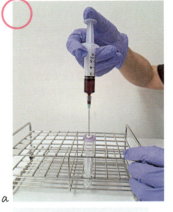

分注する際は、採血スピッツを倒した状態で行わない
また針刺し事故防止のため、採血スピッツを直接把持せず、試験管立てにスピッツを立てて行う

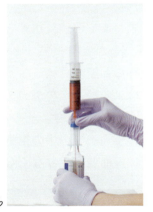

血液分注器を使用するのが望ましい
画像bの製品は、採血スピッツに直接針を刺すことなく、適切量の血液を分注できる

(画像b提供：日本ベクトン・ディッキンソン，BDバキュテイナ®ブラッドトランスファーデバイス)

fig.9-2 分注の方法

あることを理由に、血液分注器（ブラッドトランスファーデバイス）を使用することを推奨しています[1]。しかし血液分注器がない施設では、従来どおり採血スピッツに注射針を刺して分注していると思います。このとき気をつけたいのは、採血スピッツを倒して分注しないということです［fig.9-2］。

例えば、注射器採血後に血液を血算スピッツを倒して分注し、その後に生化学スピッツに入れたとします。このとき、血算スピッツの中に入っている抗凝固剤のEDTAが針先についたまま生化学スピッツに刺してしまうと、生化学スピッツの中にEDTAの成分が混入してしまいます。すると、EDTAにはカリウムが含まれているので、生化学検査でカリウム値が誤って高く出てしまうことがあります。

　分注する際は採血スピッツをしっかり立てた状態にして、血液分注器があれば使用し、なければ別のスピッツの成分が周囲につかないように注意して行ってください。

正しい転倒混和の方法

　採血スピッツに血液を入れた後、理由はよくわからないけれども、先輩や臨床検査技師さんに指導されたからなんとなくスピッツを転がしたり振ったりしている、という人はいませんか？　このスピッツを転がしたり振ったりする動作を**転倒混和**といいますが、なぜ転倒混和をしなければならないのでしょうか？　また、しないとどうなるのでしょうか？　ここでは転倒混和の基本知識と正しい方法について説明します。

転倒混和とは何か

　転倒混和をなぜ行うのかというと、血液と採血スピッツ内の薬剤を均一に混ぜるためです。しっかり転倒混和をして血液を混ぜないと、検査する前に血液が固まったり、血糖値が下がったりして検査ができなかったり、検査データが正確な値ではなくなってしまいます。

血液は「流れる臓器」といわれています。患者さんの大切な臓器を、検査ができないような状態にしてしまうことはできませんよね。

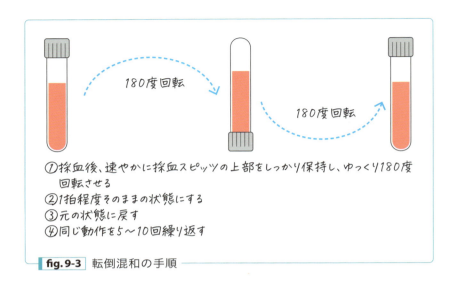

fig. 9-3 転倒混和の手順

転倒混和の手順

転倒混和の手順は以下のとおりです [fig.9-3]。

手順1. 採血後、速やかに採血スピッツの上部をしっかり保持し、ゆっくり180度回転させる
手順2. 1拍程度そのままの状態にする
手順3. 元の状態に戻す
手順4. 同じ動作を5回以上※繰り返す

　　　※スピッツ内に入っている物質がクエン酸ナトリウムなどの液体や凝固促進剤などのコーティングされたものの場合は5回程度でよいが、EDTAやフッ化ナトリウムなどの顆粒は血液と溶解しにくいため、10回程度行う。

「標準採血法ガイドライン」[1]では転倒混和の回数は「5回以上」を推奨しています。

採血スピッツを上下や左右に振ってはいけない理由は、顆粒タイプの凝固剤は常に採血スピッツの下のほうに沈んでいるとは限らず、静電気などが発生すると採血スピッツの上の部分にくっついていたりすることがあるので、上下や左右に振るだけだと顆粒が残ってしまう可能性があるからです。また、上下や左右に振ると採血スピッツの中で溶血し、検査データに影響が出てしまいます。

　このようなことを考え併せると、**顆粒タイプの凝固剤が入っている採血スピッツの転倒混和は 180 度ゆっくり回転させる動作を 10 回程度行う**のがよいでしょう。

採血スピッツ内の陰圧に注意

　採血スピッツ内には陰圧がかかっています。このことを認識していないと採血で失敗してしまうことがあるので、しっかり押さえておきましょう。

採血スピッツ内に陰圧がかかっている理由

　陰圧とは、吸い込む力があるということです。例えば、布団や衣類の圧縮袋を思い浮かべてください。ビニール製の袋に布団や衣類を詰め込んで、締め口の端から掃除機のホースを入れて中の空気を吸い取ると、布団や衣類が潰れて圧縮される袋です。この袋の中の、外の空気の圧力とは違う状態が陰圧です。

　この陰圧は採血スピッツ内にもかかっていますが、採血スピッツは容器が固形の硬いものでできているので、見た目では陰圧がかかっていることがわかりません。

　採血スピッツ内になぜ陰圧がかかっているのかというと、**陰圧によって採血スピッツの中に必要な血液量を引き込むことができるか**

らです。採血のときにスピッツを採血ホルダーに挿し込むと血液がピューと出てきますが、あれは血液の勢いだけではなく、スピッツ内に陰圧という引き込む力がかかっているため、血液が引っ張られて中に入り込んでいくのです。

採血スピッツ内の陰圧については
p.87 fig.7-1も参照してください。

陰圧に関連して起きる問題

陰圧に関連して起きる問題は2つあります。❶採血スピッツ内に陰圧がかかっていて困ること、と❷かかっていなくて困ること、です。

❶採血スピッツ内に陰圧がかかっていて困ること

採血する患者さんの血管がかなり細く、なんとか穿刺できそうな血管をみつけて採血を行い、採血ホルダーに採血スピッツを挿したところ、最初は血液が返ってきたけれども、途中で返ってこなくなってしまった、という経験はありませんか？ これは血管に溜まっていた血液量がもともと少ないのに、採血スピッツ内の陰圧によってギューッと血液が引かれている状態が続いているからです。この状態が続くと血液は凝固したり、溶血してしまう可能性が高くなります。

溶血についてはp.128で詳しく説明しています。

細い血管で採血する場合は、真空管採血ではなく注射器採血でゆっくりと血液を採取していくと、途中で血液が返ってこなくなることを防げます。

その際、注射器の内筒を強く引いて吸引の圧力をかけ過ぎてしま

うと、採血ホルダーでなく注射器で採血している意味がなくなるので気をつけましょう。できるだけ血液の吸引に圧力をかけないように、血液の返り具合に合わせた状態で必要量まで採取します。

❷採血スピッツ内に陰圧がかかっていなくて困ること

　「採血スピッツには陰圧がかかっている」と習ったのに、「陰圧がかかっていない」とはどういうことでしょうか？ 実は「陰圧がかかっていない」状態に遭遇する機会は意外とあります。事例で紹介しましょう。

　　新人看護師Aは患者さんの採血をしようとしたが、穿刺できそうな血管がみつからなかった。くまなく探してようやく「これならいけそう」という血管をみつけ、真空管採血を行った。採血ホルダーで血管に刺入し、採血スピッツを挿した。しかしいくら待っても採血スピッツ内に血液が返ってこない。Aは仕方なく針を抜き、先輩Bに助けを求めた。

　　先輩Bはすぐに穿刺できそうな血管をみつけ、真空管採血を行った。うまく血管に針が入ったと思い、採血ホルダーに先ほどAが使った採血スピッツを挿したが、しばらくしても血液が返ってこない。針は血管に間違いなく入っている感覚があるのに、なぜか血液が返ってこなかった……。

　　血液が返ってこないことを不思議に思ったBは、Aが行ったことについて確認した。すると、Aは採血ホルダーに採血スピッツを挿しても血液が返ってこなかったので抜針したが、その際、採血スピッツが挿さったまま抜針していたことがわかった。先輩Bは、その採血スピッツを再び使用していた。

採血スピッツが挿さったままの状態で針を抜くとどうなるでしょうか？　採血スピッツ内には陰圧がかかっているので、抜いたとたんに針の先から空気が入ってきます。血液を約 2 mL 採取する予定のスピッツの場合ですと、空気が 1 mL 程度スピッツ内に入ってしまいます。

　採血を再度行ったときに最初と同じ採血スピッツを使うと、そのスピッツには空気が入っていて陰圧がかかっていないので血液が入る容量が残っておらず、針が血管の中に入っていても血液が返ってこない状況になります。このような場合は、新しい採血スピッツに交換してやり直すべきです。

　また、陰圧の状態を理解していないと、血液が飛び散って血液汚染を広げることもあります。先ほどの事例の続きです。

　　　先輩Bに代わり採血をすることになった先輩Cは、真空管採血は困難と判断し、注射針による採血に切り替えた。採血後、注射器内の血液を採血スピッツの中に注入しようとした。Cは、新人看護師Aが採血スピッツを挿したまま抜針したため中に空気が入ってしまったスピッツがあることを知らなかった。

　　　その採血スピッツの中に注射器で血液を入れ込もうとしたが、なかなか入らなかった。そこで、力を入れてギュッと押し込んだところ、突然フタがパン！と外れて中の血液が飛び散り、Cは血液汚染してしまった……。

皆さん、血液の飛び散りにはくれぐれもお気をつけください。

Lesson　9　正確な血液検査のために

❸真空管採血の抜針に関する注意点

　採血スピッツは、スピッツ内に血液が流入して血管内の圧が均一になると必要血液量が採取できる仕組みになっています。採血スピッツを採血ホルダーから外す前に駆血帯を外して血管の怒張を解くと、血液が逆流して（バックフロー現象）、患者さんの血液感染リスクが高まる危険性があります。真空管採血では、**採血スピッツを採血ホルダーから抜いてから駆血帯を外し、その後に抜針してく**ださい。

検査データに影響する、やってはいけない採血手技

　検査データに影響する、やってはいけない採血手技があることを理解していますか？ 皆さんが知らず知らずのうちにやっていることが理由で、検査データに影響が出ることがあるのです。採血のやり直しになって患者さんに負担をかけないためにも、やってはいけないことを知っておきましょう。

消毒のアルコールが乾燥する前に穿刺しない

　やっとみつけた血管を見逃さないうちに早く穿刺したい、という気持ちになるかもしれませんが、消毒のアルコールが乾く前に穿刺してはいけません。

　なぜ、アルコールが乾燥する前に穿刺してはいけないのかというと、**アルコールによって血液が溶血してしまう**可能性があるからです。アルコールが針先につくだけでも、血液は溶血してしまいます。

　また、**アルコール消毒の効果が出るのはアルコールが蒸発すると**きなので、アルコールが乾燥していない状態はアルコールの細菌に対する消毒効果が得られていない状態での穿刺ということになります。さらに、この状態での穿刺は患者さんに痛みを伴うこともあり

ます。
　以上のことから、アルコール消毒をしたら、必ず乾燥したことを確認してから穿刺することが大切です。

　ところで、溶血とはなんでしょうか？「やってはいけないこと」のほとんどは溶血に関係しているので、溶血とは何か、溶血が起こるとなぜいけないのかをしっかり押さえておいてください。
　溶血を簡単に説明すると、血液の成分である赤血球が壊れてしまい、血清が赤く染まる現象のことです［fig.9-4］。fig.9-5 を見てください。b の採血スピッツは血液採取後そのまま放置したもので、上のほうのちょっと黄色っぽいものは血清、下のほうの赤黒いものは血餅（けっぺい）です。a は抗凝固剤入りの採血スピッツで、血液採取後に遠心分離をかけているので、下のほうの血液は固まっていません。b が生化学スピッツ、a が血算や凝固系のスピッツです。
　b の血清は、血液採取後そのままにしているため、血餅ができています。血球成分の赤血球や白血球や血小板がフィブリノゲンとい

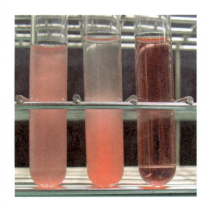

溶血していない赤血球の浮遊液（左）は赤く不透明で、静置すると赤血球が沈み（中央）、上澄みは無色である
溶血が起きると（右）、液全体が赤色透明に変化し、時間をおいても沈降はみられない

（Y tambe, CC BY-SA 3.0 via Wikimedia Commons）

fig.9-4 溶血

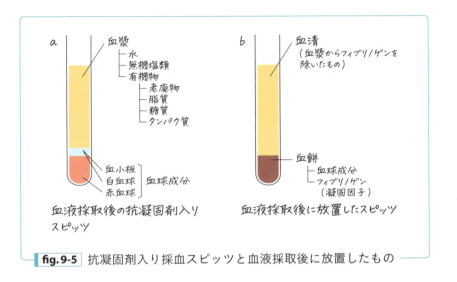

fig.9-5 抗凝固剤入り採血スピッツと血液採取後に放置したもの

う血液を固める働きをするタンパク質と一緒になることで、固まっている状態です。上のほうの血清にはフィブリノゲンが入っていないため、より「清い」きれいな状態です。生化学スピッツは上澄みの血清の部分を詳しく検査するものなので、血液を凝固させて血餅をつくらせ、血清を抽出している状態になっています。

　一方、血算スピッツは血球成分を詳しく検査するために、血液が固まらないようにしておく必要があるので、抗凝固剤が入っています。

　話を血清に戻すと、赤血球が壊れてしまい血清が赤く染まる現象は、生化学スピッツですと **fig.9-6b** のような感じです。
　b の赤いところには赤血球があるのですが、その赤血球がなんらかの原因で壊れてしまい、本来黄色っぽい状態（**a**）のはずの血清が赤くなってしまっている、これが溶血を起こしてしまっている状態です。

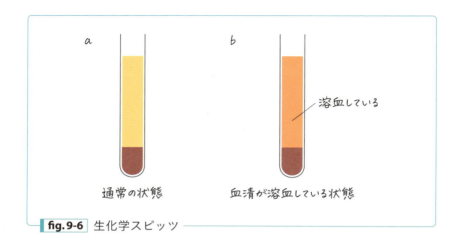

fig.9-6 生化学スピッツ

　赤血球の大部分はヘモグロビンという血色素でつくられていて、血色素の色は赤色です。赤血球が壊れてしまうと、その赤色が血清へ流れ込んできて血清が赤色になる、つまり溶血した状態になるというわけです。

　溶血の状態でなぜ検査をしてはいけないのかというと、赤血球内の成分が漏れ出ると、実際の検査値より高くなる項目と低くなる項目があるからです。

- 値が高くなる項目：カリウム（K）、LDH、AST（GOT）、アルドラーゼ、鉄（Fe）、葉酸、NSE など。
- 値が低くなる項目：インスリン、BNP など。溶血してしまうとこれらは赤血球から漏出したタンパク分解酵素によって分解されるため、値が低くなる。

溶血してしまうと正確な検査データがとれなくなってしまい、結果的に患者さんの治療に影響を与えてしまうことになりかねません。気をつけましょう。

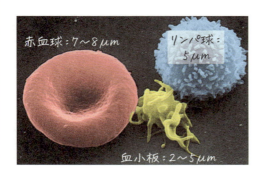

fig.9-7 赤血球の大きさ

23Gより細い針で穿刺しない

血管が細い患者さんに点滴の指示と採血の指示が一緒に出て、静脈ルート確保と同時に採血をするときは、採血針の中でも細いほうの23Gを使用します。それよりも細い針を用いると溶血を起こしてしまうことがあるので、注意しましょう。

table 9-2 注射針のゲージ数と外径

ゲージ数	外径
18G	1.2mm
20G	0.9mm
21G	0.8mm ←太
22G	0.7mm
23G	0.6mm ←細
24G	0.55mm

（21G・22G・23Gは採血用）

　赤血球の大きさは7～8μmといわれています［fig.9-7］。1μmは1000分の1mmです。1mmの間に赤血球を横並びにしたら、約120～130個を横並びにできるほど小さいです。

　針のゲージ数と外径をtable 9-2に示します。採血に使われるのは21～23Gですが、21Gと23Gで比較しても0.2mm違います。

　23Gより細い針を用いると、赤血球が通るときに渋滞が起きて

しまい、赤血球が壊れる（溶血）リスクがあり、そうなると検査データへ影響を与えてしまいます。採血するときは23Gより細い針を使わないことが重要です。

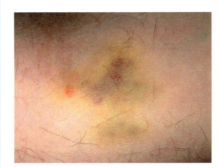

fig. 9-8　出血斑（採血後9日目の肘）

出血斑のある部位から採血しない

採血する機会が多い患者さんの場合、穿刺後に出血斑［fig.9-8］がみられることがあります。出血斑ができている場所の血管は皮膚が脆弱なので、その部位からの採血は避けましょう。

注射器の内筒を強く引かない

注射器の内筒を強く引くと血球に負担がかかり、溶血のリスクがあります。注射器の内筒はやさしく引くようにしましょう。

規定に満たない量の血液を採血スピッツに入れない

凝固系・血算・生化学検査では、採血スピッツに入れる血液量が不足していると、検査結果に信憑性がなくなってしまいます。採血スピッツには必ず規定量の血液を入れるようにしましょう。

血液を泡立てて注入したり、泡立つくらいに転倒混和しない

採血スピッツに血液を注入する際は、血液が泡立たないようにゆっくりと静かに、スピッツの壁面に沿わせて注入します。

また、転倒混和を血液が泡立つくらい手荒に行うと、機械的な刺

激で溶血を起こしてしまうので注意しましょう。

正しい転倒混和の方法については p.122を参照してください。

1分以上駆血しない

　1分以上駆血すると検査データに変化が出てしまいます。長い時間駆血すると血管内から血管の外へ水分や低分子物質が出ていってしまうため、高分子化合物や細胞成分だけが血液の中に残り、濃度が上昇してしまうからです。具体的には、総タンパクやアルブミンの値が上昇します。

　また、血液中の水分も血管の外に出ていってしまうため、血液中の血球やタンパク質が濃縮されます。タンパク質には凝固因子が含まれているので、採血スピッツに採取した血液が凝固してしまうリスクが高くなります。

　このようなことが起こらないように、できる限り1分以上の駆血はしないようにしましょう。

クレンチング後、すぐに採血しない

　「血行促進のため、採血前に患者さんにグーパーグーパーしてもらう」という話や、逆に、「採血前にグーパーグーパーさせることは避けるべき」という話を聞いたことがある人もいるかもしれません。

　グーパーグーパーする動作のことを**クレンチング**といいます。クレンチングをすると、筋肉細胞内のカリウムが血液の中に出てきて、血液中のカリウム値などの生化学データが上昇します。

欧米ではグーパーグーパーする動作は「パンピング」といい、「クレンチング」は手を握る動作だけのことを指すようです。

Lesson 7 の項目「血管が出にくい人への対処法」で、対処法の1つに「末梢の運動を促す」がありました（p.95 参照）が、採血前に末梢の運動としてクレンチングを行うこともあると思います。「採血前にクレンチングをしてもいいの？」という疑問が出てくるかもしれませんが、クレンチングをした後でも、1分間経過すると検査データへの影響はほとんどないとされています[2]。**クレンチングをした場合は、1分間以上待ってから採血するようにしましょう。**

134

引用文献
1）日本臨床検査標準協議会（JCCLS）：標準採血法ガイドライン GP4-A3, 2019
2）末吉颯真，伏見祥広：クレンチング採血による生化学データの変化と回避策，
　　https://www.ocmt.ac.jp/sotsugyo/2017-rinsho/

Lesson 9 のおさらい

☑ 採血スピッツは以下の順序で採取する。

・真空管採血：生化学 → 凝固（または凝固 → 生化学）→ 血算 → 血糖

・注射器採血：凝固 → 血算 → 血糖 → 生化学（「ぎょうさんとれる」と覚える!）

☑ 転倒混和は180度ゆっくり回転させる動作を5〜10回程度行う。

☑ やってはいけない採血手技：①消毒のアルコールが乾燥する前に穿刺しない、②23Gより細い針で穿刺しない、③出血斑のある部位から採血しない、④注射器の内筒を強く引かない、⑤規定に満たない量の血液を採血スピッツに入れない、⑥血液を泡立てて注入したり、泡立つくらいに転倒混和しない、⑦1分以上駆血しない、⑧クレンチング後、すぐに採血しない。

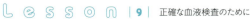

Lesson | 9 | 正確な血液検査のために

Lesson 10

静脈ルート確保の基本

動画はこちら ▶

ここまで「採血」について学んできましたが、Lesson 10 と Lesson 11 では「静脈ルート確保」についても少し触れておきます。

　静脈ルート確保の穿刺手技はよく行う看護スキルですが、苦手意識がある人も多いのではないでしょうか。本章でお伝えする内容は静脈ルート確保の基本です。ここで学んだことを明日からの臨床実践に活かしていってください。

静脈留置針の構造と特徴

　静脈ルート確保の穿刺技術向上のためには、静脈留置針の構造を理解していることが必須です。しっかり学びましょう。

静脈留置針の仕組み [fig.10-1]

❶静脈留置針の構造

　静脈留置針は内針（金属針）と外針（カテーテル）の 2 つの部分からなります。太さは24 G〜18 G、外針（カテーテル）の長さはメーカーにより差がありますが約 19〜32 mm 程度です。

❷内針の特徴と役割

　内針の針管は金属でできています。先端は斜めに鋭く尖っていて、内針が皮膚を貫き、外針を血管に導く役割を担っています。

　内針が血管に入り、針の根元（内針基）の透明になっている部分 [fig.10-1 の★] に血液が流れ込んできたら、針が血管に入ったことがわかります。

❸外針の特徴と役割

　外針はプラスチック製（ポリウレタンやテフロン製）でかなり軟らかく、フニフニと変形することが可能です。内針・外針をセッ

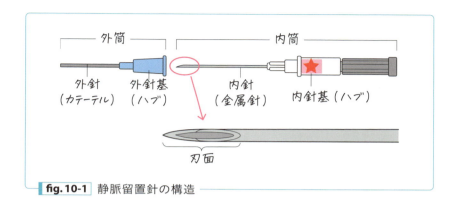

fig.10-1 静脈留置針の構造

トしたまま血管に刺入し、血管に入ったら内針は抜きます。軟らかいプラスティック製の外針のみ血管内に留置されます。

　外針は血管内に留置して外針基と点滴ルートを接続し、持続的な点滴の漏れ予防を可能にする役割があります。

外針は血管内に留置されるので、点滴が漏れないように軟らかい素材でできています。

❹静脈留置針の仕組み

　静脈留置針は内針が外針よりも少し飛び出ている構造になっています。内針と外針をセットした状態で穿刺します［fig.10-2］。

　静脈留置針にはいろいろなメーカーの製品があり、抜針時にボタンをワンタッチすると針が内筒に収容されて針刺し事故を防止するものや、血液逆流防止弁といって血液曝露を防ぐ機能が付いているものもあります［fig.10-3］。基本的な静脈留置針の構造を押さえておくのと同時に、自分が使用する静脈留置針がどのようなものかを把握しておくことが大切です。

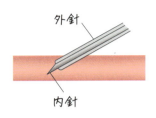
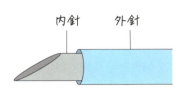

内針のほうが外針よりも少し長く針が飛び出ているため穿刺できる

fig. 10-2 静脈ルート確保時の外針と内針の状態

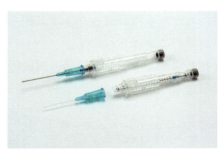

誤刺防止機能付き。抜針時にボタンを押すと自動的に針が内筒に収容される
（画像提供：メディキット，スーパーキャス5）

血液逆流防止機能、針刺し損傷防止機能付き
（画像提供：日本ベクトン・ディッキンソン，BDインサイト™ オートガード™ BC Pro）

fig. 10-3 いろいろな機能が付いた静脈留置針

いろいろ便利な機能が付いたものがあるんですね！

静脈ルート確保4つのステップ

静脈ルート確保は以下の4つのステップで進めます。

Lesson | 10 | 静脈ルート確保の基本

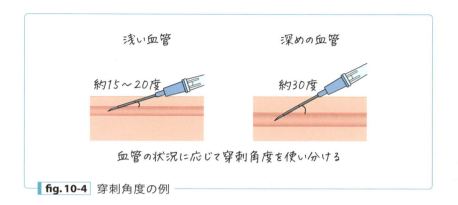

fig.10-4 穿刺角度の例

ステップ1：「刺す」

「刺す」ときは内針・外針をセットした状態で、刃面を上にして刺します。静脈に刺すので、採血と同じく穿刺角度は約15〜20度（深めの血管の場合は約30度）で刺すとよいでしょう。血管の深さや走行などの状況に応じて穿刺角度を使い分けることが大切です[fig.10-4]。

ステップ2：針基に逆血が来たら「寝かせる」

「寝かせる」の大事なポイントは2つあります。❶針を寝かせるタイミング、と❷針を寝かせる方法、です。

❶針を寝かせるタイミング

「内針基（ハブ）に逆血が来た瞬間」＝「内針が血管に入った瞬間」です。

逆血が来たタイミングを逃さないためのコツは、針の持ち方にあります。静脈留置針を持つときに示指を針の上に置いていると針の根元の透明な部分（p.139 **fig.10-1** の★）が見えないので、逆血が来たことをすぐに確認できません。

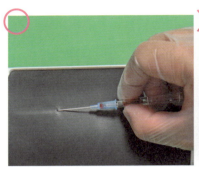
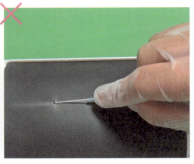

内針基に逆血が来た瞬間にすぐに気づくことができるような持ち方がベスト。示指を上から横に少しずらすような感じで持つとよい

fig.10-5 静脈留置針の持ち方

　血管に入ったときの感覚を身体で覚えている人は問題ないのですが、その域まで達していない人は、逆血が来たことがすぐに確認できるような針の持ち方をしたほうがよいと思います。

　僕は示指を上から横に少しずらすような感じで持っています[fig.10-5]。逆血を確認できる部分がいつでも見られる状態を保つことが大切です。見にくい場合は、真上からではなく、少しずらして横から確認すると見やすくなります。

　まずは自分が針を持つフォームはどのような形になっているかを確認してください。そしてその持ち方は、逆血を確認しやすいかどうかをチェックして、確認しづらいようであれば持ち方を改善しましょう。そうすれば逆血が来た瞬間にすぐに気づけるので、針が血管を貫通してしまうリスクは減ります。

　逆血が来たら針の角度を浅くする、または寝かせます。

❷ 針を寝かせる方法

針を寝かせる方法は、**針先が動かないようにして針を倒していく**のが正しいやり方です [fig.10-6]。

ステップ3：針を数ミリ「進める」

内針基に逆血が来たら、そのまま外針を進めるタイプの静脈留置針 [fig.10-7] と、内針を数ミリ進めてから外針を進めるタイプの静脈留置針がある[1]ことを知っていますか？ **構造の異なる静脈留置針がある**ことを知らないがゆえに、静脈ルート確保を失敗してしまうことがあるので気をつけましょう。

fig.10-8a は、4つのステップのうちの「2.寝かせる」までが終了

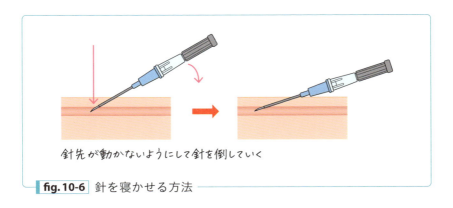

fig.10-6 針を寝かせる方法

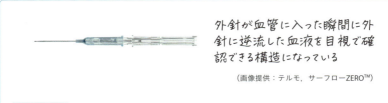

fig.10-7 逆血確認と同時に外針も血管に入る静脈留置針の一例

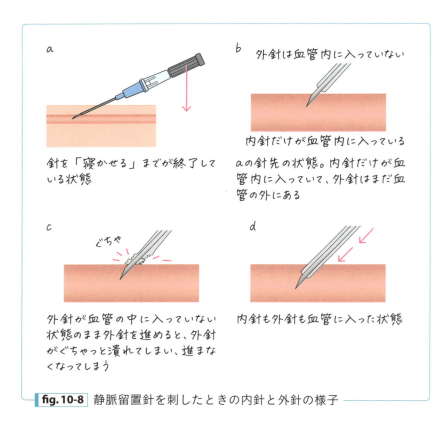

fig.10-8 静脈留置針を刺したときの内針と外針の様子

している状態です。このときの針先の状態が **fig.10-8b** で、内針だけが血管内に入っていて、外針は血管の外にあります。外針が血管の外にある状態で外針を進めてしまうと、外針がぐちゃっと潰れてしまい、なかなか進まなくなってしまいます [**fig.10-8c**]。そうならないために、逆血が来たら針を寝かせ、静脈留置針の内針と外針の長さのギャップが例えば2〜3mmであれば内針を数ミリ進めて、外針が血管の中に入った状態 [**fig.10-8d**] にすることが大切です。

ただし、内針と外針の先端が近いタイプの静脈留置針の場合、逆血が来たのを見て内針を数ミリ進めてしまうと針が血管を貫通する

ちょっと深掘り

内針と外針の長さは、内針のほうが少し長くて、飛び出ています。この飛び出ている長さはゲージ数によって異なります。おおよその目安は以下のとおりです。

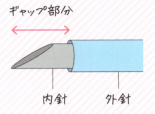

・24G → 1.2 mm　・22G → 1.8 mm　・20G → 2.0 mm
・18G → 3.0 mm　・16G → 4.0 mm

針が太くなると、内針が飛び出ている長さも長くなり、18Gだと3 mm、24Gだと1.2 mmで、倍以上違います。
飛び出ている長さが違うということは、血管内に入る内針の長さが違うということです。例えば、16Gの針の場合、寝かせた後に4 mmも進めなければなりません。「寝かせて2〜3 mm」というのは18Gや20Gの針を使った場合です。
ただし、内針と外針の長さのギャップはメーカーによって多少差があり、中にはほとんど差がないものもあります。自分が使用している静脈留置針はどのタイプかを確認しておきましょう。

リスクがあるため、すぐにステップ4に移ります。

ステップ4：外針を血管内に進める

外針を血管内に進める方法は2つあります［fig.10-9］。

- 片手の示指だけを使い外針を進める方法（利き手挿入）
- 利き手でないほうの手（右利きの人であれば左手）で外針を進める方法（非利き手挿入）

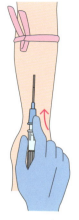
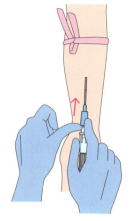

片手の示指だけを使い外針を進める方法（利き手挿入）　　利き手でないほうの手で外針を進める方法（非利き手挿入）

fig. 10-9 外針の進め方

外針を血管内に進めるときのポイントは、次の3つです。

❶内針は決して動かさず、外針のみ進める

外針を挿入する際に内針を動かしてしまうと、針が血管を貫通してしまったり、血管から針先が抜けてしまったりします。内針は決して動かさず、外針のみを進めてください。

❷血管の走行に沿って穿刺し、ゆっくり慎重に針を進める

穿刺は必ず血管の走行に沿って行います。しかし、「1. 刺す → 2. 寝かせる → 3. 針を数ミリ進める」のステップの後に血管の走行を確認すると、血管走行とは少し違う角度で穿刺していた、ということがあると思います。

穿刺した方向が血管の走行に沿っていないのは、穿刺する際の患

者さんの肢位調整不足が原因のことがほとんどです。穿刺前に、穿刺しやすいように患者さんの肢位を調整しましょう。

　また、血管が脆弱で血管壁がもろい場合は特に、外針はゆっくり慎重に進めてください。

❸動作は何度も練習する

　「外針を進める」という動作は、簡単なようで奥が深いです。ここまでに紹介したポイント「❶内針は決して動かさず、外針のみ進める」「❷血管の走行に沿って穿刺し、ゆっくり慎重に針を進める」をしっかりイメージしながら、使わなくなった駆血帯やストロー、点滴チューブなどを血管に見立てて外針を進める練習を繰り返し行ってください。練習した回数に比例して、動作がスムーズに行えるようになります。

点滴チューブは透明なので血管内がイメージしやすく、練習で用いるのに適していますよ。

引用文献

1）Medical Library Channel-聴く医学-：【点滴 ルート】寝ながら聴けるルート確保！理論的仕組みからわかりやすく説明します。理論的に理解してルート確保成功率と高めます。https://www.youtube.com/watch?v=yywOtVmKlyE

Lesson 10 のおさらい

☑ 静脈留置針は、内針（金属針）と外針（カテーテル）の2つの部分から構成される。

・内針：金属針の先の部分が皮膚を貫き、外針を血管に導く役割を担う。

・外針：軟らかい材質のカテーテルで、血管内に留置して外針基と点滴ルートを接続し、持続的な点滴の漏れ予防を可能にする。

☑ 静脈ルート確保は4つのステップで行う。

①刺す：約15～30度の角度で穿刺する。

②寝かせる：逆血が来たらすぐ、針先の位置を固定したまま針を寝かせる。

③針を数ミリ進めるか、すぐに④に移る（静脈留置針の種類による）。

④外針を血管内に進める：内針を固定し、血管の走行に沿って外針のみ進める。

Lesson 11

静脈ルート確保時の困難血管へのアプローチとトラブル対処法

動画はこちら▶

臨床現場で高齢の患者さんに静脈ルート確保を行う機会は多いと思いますが、太くて弾力のある血管がみつかるケースは稀で、ほとんどの血管は曲がっていたり脆弱だったりする、いわゆる困難血管ということはめずらしくありません。浮腫が強くて血管を探すだけでもひと苦労ということもあるでしょう。また、点液中に滴下が止まってしまうトラブルに遭遇することもあります。

本章では、静脈ルート確保時の困難血管へのアプローチやトラブル時の対処法について解説します。

浮腫がある血管

全身に浮腫のある患者さんへの静脈ルート確保は看護師泣かせです。浮腫があると穿刺する血管をみつけづらいですし、アプローチできそうな血管をみつけてもすぐに見失ってしまったり、ようやく静脈ルートを確保できたのに1時間後には漏れていた、といったこともあると思います。

ここでは浮腫がある血管に対する静脈ルート確保の攻略法を、3つのステップで説明します。

ステップ1：マッサージをして血管を浮き立たせる

浮腫があると血管が表層へ浮き出てこないことが多いので、マッサージをして血管を浮き立たせ、できるだけ血管を触知しやすい状態にしておきます。手順を以下に示します。

❶駆血する

アプローチする血管が前腕の肘窩あたりの場合は、駆血する場所は上腕です。駆血帯は穿刺部位の約7〜10cm中枢側に巻くのが基本でしたね。

駆血する強さは、浮腫があるのであまり強く巻きすぎると皮膚トラブルの原因になってしまいます。駆血帯の下に病衣やガーゼなどを1枚挟み、直接的な刺激を避けるようにするとよいでしょう。

駆血については、Lesson 2のp.18「駆血帯の巻き方」で詳しく解説しています。

❷ マッサージする

駆血した後に、末梢から中枢に向けて軽くマッサージしていきます。浮腫がある場合、強く圧迫すると皮膚トラブルになるおそれがあります。やさしく触れていきましょう。しばらくすると駆血した場所よりも末梢側に徐々に血管が浮き出てきます。

ここで注意してほしいのが、あまり念入りにマッサージしすぎたり、駆血時間が長くなりすぎると、浮腫を増悪させてしまうことです。**駆血する時間は極力短く、マッサージする時間も短め**にしてください。標準採血法ガイドラインでは、採血の駆血時間は1分以内とされています[1]。

血管を浮き出たせるための工夫については、Lesson 7のp.95「血管が出にくい人への対処法」でも解説しています。

マッサージ効果で血管が触知しやすい状態になったら、ステップ2の血管探しに進みます。

ステップ2：圧迫して血管を探す

浮腫がある部位の血管は、浮腫がない状態と比べて、皮膚の深いところにあることが多いです。

駆血した後にマッサージをして、ある程度血管が触知しやすい状態になったら、まずは一般的に血管が出そうな場所を確認します。そこで血管がみつかればその血管にアプローチし、血管がみつからなければ、ほかに血管が出そうな場所を触知していきます。

　触診の方法は、示指を使い、浮腫のあるあたりに軽く触れます[fig.11-1]。血管がありそうだと感じる部位があれば、**指の腹**を使い、少し範囲を広めて圧迫していきます。そうすると浮腫の部分がへこむので、そこを指先で触れて血管を探していきます。

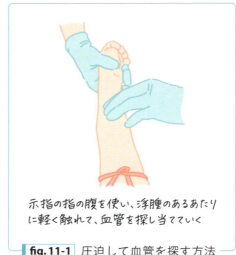

fig.11-1 圧迫して血管を探す方法

示指の指の腹を使い、浮腫のあるあたりに軽く触れて、血管を探し当てていく

浮腫のイメージとしては、低反発クッションをグーッと押したときにへこみ、時間が経つとじわーっと戻ってくる感じが似ています。

　血管に触れることができたら、その場所を忘れないようにしておき、**いったん駆血帯を外します**。ここまでで、どんなにスムーズに探せたとしても数分は経過しているので、駆血したままにしてしまうと皮膚に悪影響を及ぼしたり、浮腫が増悪してしまう危険性があるからです。

　少し時間をおいてから、もう一度駆血をして、先ほど目星をつけておいた血管にアプローチしていきます。

ステップ3：スパッと穿刺し、穿刺後に点滴の漏れを確認する

　ステップ1、2をスムーズに行ったら、血管へスパッと穿刺します。穿刺手技自体は通常の穿刺と変わりませんが、浮腫がある場合は穿刺後に注意が必要です。

　穿刺時点の皮膚は圧迫されてへこんでいる状態ですが、徐々に元の浮腫の状態に戻っていきます。このときに、血管内に入っていた針先が動いてしまう場合があります。浮腫の状態が強いと、さらにリスクは高くなります。そのため、**血管を選択する際は、浮腫が元の状態に戻ったときのことをイメージしておいてください。**

　針を留置した後は、必ず点滴の滴下に問題がないかを確認することが必要です。浮腫があると血管から点滴が漏れている状態でも気づきにくいことが多いので、定期的にチェックすることを心がけましょう。また、刺入部から滲出液が漏れ出てくることがあるので、滲出液の量や性状などを見てドレッシング材の選択をしたり、感染リスクが高いと判断した場合は抜針して、別のルートを確保することも検討しましょう。

漏れやすい血管、逃げる血管

内腔が狭く、漏れやすい血管へのアプローチのコツ

❶事前に情報収集を

　漏れやすいということは、血管が脆弱化していると考えられます。

　血管探しのときに、「これまで点滴していて漏れた経験はありますか？」と患者さんと会話をしながら情報を集めます。認知症があるなどで本人から情報が得られない場合でも、以前その患者さんに点滴を行ったことがある同僚などから、患者さんの点滴時の漏れやすさについて情報が得られることがあります。

❷ 細めの針を選択する

　事前情報を参考に血管を探していきます。まずは自分が自信をもって穿刺できそうな血管を探しましょう。候補の血管がみつかれば問題ないですが、「漏れやすい」という事前情報があったり、一度血管に入っても外針を進める際に血管が蛇行したり、すぐに皮下出血してしまうようであれば、静脈ルート確保に使用可能な範囲で細めの針を選択するとよいです。

❸ 血管を浮き出たせる工夫

　「これならいけそう」と思う血管がみつかった場合でも、確実に成功できるように、穿刺部位を下垂したり、温めたり、マッサージしたりなど、できる限り血管を浮き出たせるための工夫を行います。

逃げる血管へのアプローチのコツ

　上腕の逃げる血管に穿刺する際は固定が重要です。例えばお皿の上に油で炒めたウインナーが１つあり、そのウインナーを１本の串で確実に刺すためには、串で勢いよくウインナーを刺したり、串を持っていないほうの手でウインナーを押さえたりしますよね。そう、これは逃げやすい血管に穿刺するイメージと似ているのです。

イメージは似ていますが、ウインナーのように勢いよく血管に針を刺したら、血管から漏れるリスクが高くなってしまいますよ。

　血管の太さや動きやすさによって、固定手技を変えていくことも重要です。上腕にある逃げやすい血管に対しては、上腕を少し絞りあげるような形で皮膚のたるみを絞りながら固定するとよいです。しかし弾力があまりない血管の場合は固定が強すぎると血管の内腔が潰れてしまうので、ほかの方法で固定するほうがよいと思います。

このように、それぞれの血管に合わせた固定手技を行うことが必要です。まずは基本的な手技でしっかり固定できるかどうかを確認して、それでは血管が動いてしまいそうな場合は、上述の絞りあげる固定手技もあることを頭の片隅に入れておくと、いざというときの引き出しが増えます。

固定手技については、Lesson 2のp.24「静脈血管の固定手技」で詳しく解説しています。

蛇行している血管、短い血管

　静脈ルート確保ができそうな血管が全部潰れてしまっていて、曲がった血管や短い血管しか残っていないという状況もあると思います。ここではそんなときに役立つ方法を紹介します。

ただしこの方法は、どうしても血管をみつけられないときに行う奥の手的な手技であることに留意してください。

針の長さを確認し、針の終着点と刺入点を決める

　静脈留置針にはいろいろなサイズがあります。臨床現場で使う主な留置針は主に18G、20G、22G、24Gの4種類です。針の長さはサイズごとにそれぞれ異なります。

　まず針の長さを確認し、針の終着点と刺入点を予想します［fig.11-2］。針の長さと針の終着点・刺入点をイメージすることが、蛇行している血管や短い血管にアプローチする際には重要です。

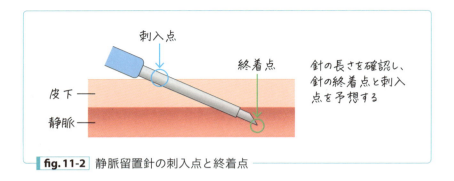

fig.11-2 静脈留置針の刺入点と終着点

アプローチのコツ

❶ 蛇行している血管

　蛇行している血管では、直線部分が長い場所を穿刺位置にします。蛇行している血管をねらうときにまず行うのは、選んだ針を実際にアプローチする血管に当てて、針先の終着点の位置を予想することです。そうすれば自ずと針の根元が刺入点となります。その刺入点を忘れないようにしましょう。

　刺入点が決まったら、その刺入点をずっと見ているか、針を持っていないほうの手で刺入点の横を押さえておくなどして、刺入点を見失わないようにすることが大切です［fig.11-3］。

　準備ができたら、刺入点から針を刺し、終着点の方向に針先を向けて、血管の深さを考え、刺入角度を調整しながら針を進めていきます。針先が血管内に入り、逆血が来れば、後は外針を進めるだけです。

　長時間のルート確保が必要な場合は、静脈留置針が腕の外に飛び出していると、ルートが何かに引っかかって抜去してしまうリスクがあるため、**必ず留置後の状況をイメージして穿刺する位置を決めましょう**。fig.11-4のような蛇行した血管の場合は、左図の穿刺位

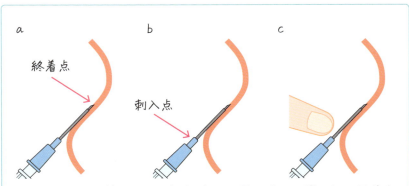

a：曲がっている血管のなるべく直線の部分を選び、針を血管に当てて終着点を予想する
b：その針の根元が刺入点となる
c：刺入点の横を反対の手の指で押さえておくとよい

fig. 11-3 蛇行している血管の静脈留置針の刺入点と終着点

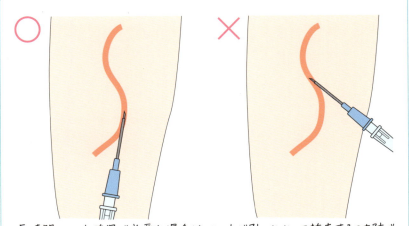

長時間のルート確保が必要な場合は、ルートが引っかかって抜去するのを防ぐため、腕の外に飛び出さないような場所に針を留置する

fig. 11-4 蛇行した血管に長時間ルート確保する場合の穿刺位置

置を選ぶとよいでしょう。

❷短い血管

短い血管の場合は、針の貫通に注意することが重要です。刺入する血管の長さは針の長さくらいあることが望ましいです。針が留置されている状態をイメージし、その後に刺入します。

点滴ライン内にエアーが入ってしまった！

皆さんは点滴の管理をしていて、1本目の点滴が終わって2本目に切り替えるときに、滴下筒が空っぽになって、点滴ライン内にエアーが入ってしまったことはありませんか？ そんなときにやらなければならないのが、点滴ライン内のエアー抜きです。

少量のエアーであれば血液中に溶けたり、肺で吸収されるため、人体への影響はほぼないのですが、エアーが点滴ライン内に入ることにすごく敏感な患者さんは多いです。エアー抜きの方法を知っていると、空気による肺塞栓を防ぐとともに、患者さんの安心にもつながります。

> 少量のエアーであれば人体に影響はないとわかっていても、入らなくてもいいものが入っているのは気持ち悪い、という患者さんの思いもわかりますよね。

まず、点滴ラインの各部の名称を確認しておきましょう[fig.11-5]。

点滴ライン内にエアーが入ったときの対処法は4つあります。

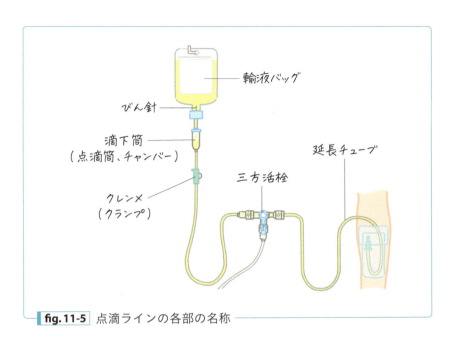

fig.11-5 点滴ラインの各部の名称

❶ 三方活栓からエアーを抜く
❷ 三方活栓から滴下筒側に注射器に採取した点滴液を注入して、エアーを滴下筒側に逃がす
❸ （エアーが少なければ）ラインを指ではじいてエアーを滴下筒側に逃がす
❹ 三方活栓をロックし、クレンメでしごいてエアーを滴下筒に送り出す

❶三方活栓からエアーを抜く

　点滴ライン内にエアーが入ったときに、三方活栓からエアーを抜く方法を行っている人は多いと思います。

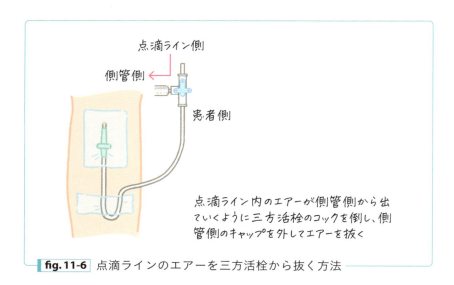

fig.11-6 点滴ラインのエアーを三方活栓から抜く方法

　三方活栓が付いている場合は、点滴ライン内のエアーが側管側から出ていくように三方活栓のコックを倒し、側管側のキャップを外してエアーを抜きます［fig.11-6］。
　三方活栓が付いてない場合は❸の方法がよいです。

　❶の方法のメリットは、対処がすぐにできることです。点滴が終わってエアーが入っているのをみつけたら、三方活栓からすぐにエアーを抜くことができます。
　デメリットは、ライン内にあった点滴液や薬液を捨てなければならないということです。患者さんにとって必要な薬液ですから、捨てすぎないように注意します。また、点滴液や薬液を破棄する受け皿が必要になりますし、三方活栓を消毒するアルコール綿も必要になるので、コスト面でもデメリットといえそうです。
　点滴ライン内にエアーがたくさん入っているときは、ほかの方法では対処が難しいですし、点滴液がなくなって時間が経ってしまっ

た場合は針先の血液が固まってしまうことも考えられるので、僕は
この方法を使うことが多いです。

**❷三方活栓から滴下筒側に注射器に採取した点滴液を注入して、
エアーを滴下筒側に逃がす**

❸ラインを指ではじいてエアーを滴下筒側に逃がす

　エアーが少なければ、ペンペンペンペンとラインを指ではじいて
エアーを滴下筒側に逃がします。よく見かける方法ですね。

　エアーの入っている位置よりも下にクレンメを移動させます（こ
のとき、過量投与とならないよう注意します）。次に、滴下筒に点
滴液を満たします。この状態でエアーを指で弾き、滴下筒まで送り
出していきます。弾くときのコツは、ラインをピンと張った状態で
弾くことです。そうすることで振動が伝わりやすくなり、エアーが
上へ上がっていきます。

　これは簡単にできる方法ですが、エアーの量が多かったり、エアー
が入っている位置から滴下筒まで距離がある場合は、この方法では
時間がかかってしまい、針先の血液が凝固してしまうリスクがあり
ます。輸液がちょうどなくなったところだったり、エアーの量が少
ない場合などにお勧めの方法です。

**❹三方活栓をロックし、クレンメでしごいてエアーを滴下筒に送り出
す**

　❸の方法を行ってもエアーが全部抜けきれない場合は、クレンメ
でしごいてエアーを滴下筒に送り出す方法もあります。以下に手順
を示します［fig.11-7］。

　手順1. 三方活栓にロックをかけて、点滴液が患者側に流れない

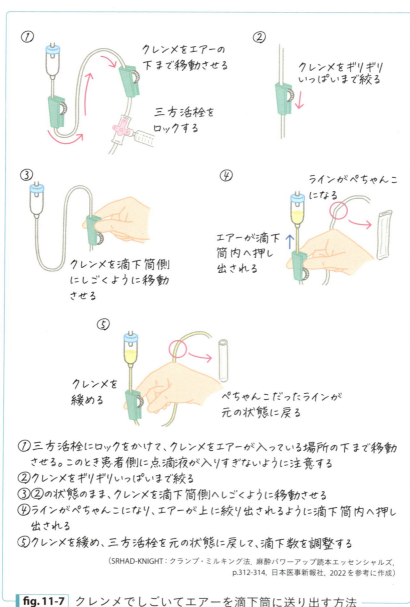

① 三方活栓にロックをかけて、クレンメをエアーが入っている場所の下まで移動させる。このとき患者側に点滴液が入りすぎないように注意する
② クレンメをギリギリいっぱいまで絞る
③ ②の状態のまま、クレンメを滴下筒側へしごくように移動させる
④ ラインがぺちゃんこになり、エアーが上に絞り出されるように滴下筒内へ押し出される
⑤ クレンメを緩め、三方活栓を元の状態に戻して、滴下数を調整する

(SRHAD-KNIGHT：クランプ・ミルキング法, 麻酔パワーアップ読本エッセンシャルズ, p.312-314, 日本医事新報社, 2022を参考に作成)

fig. 11-7 クレンメでしごいてエアーを滴下筒に送り出す方法

ようにする（三方活栓がない場合は、この方法は避ける）。
- **手順2.** クレンメをエアーが入っている位置の下まで移動させる。
- **手順3.** クレンメをギリギリいっぱいまで絞り、点滴液が落ちない状態で滴下筒側へしごくように移動させると、エアーが絞り出されるように滴下筒内へ押し出される。
- **手順4.** クレンメを緩め、三方活栓を元の状態に戻して、滴下数を調整する。

　この方法のメリットは、はじくよりも短い時間でたくさんのエアーを滴下筒へ押し戻せることです。デメリットは、点滴ラインに負担がかかるので、繰り返しできないことです。
　この方法は知らない人もいると思います。頭の片隅に置いておくと、いつか役立つときが来るかもしれませんね。

クレンメを閉じた状態で移動させるので、結構無理やり感があります。ラインがきしめんのようにぺちゃんこになりますよ。

　これらの方法を使えば、点滴ライン内に空気が入ってしまっても、スムーズにエアーを抜くことができます。少ないエアーのときはラインをはじく方法を使い、針先の血液に凝固のおそれがある場合は三方活栓からエアーを抜いて、点滴液の滴下を確認しましょう。血液凝固の状態やエアーの量、時と場合に応じて、これらの方法を使い分けできるようになれたら万全です！　しかしいちばん大切なことは、点滴筒より下にエアーが入らないように点滴を管理することです。常に留意しておきましょう。

引用文献
1）日本臨床検査標準協議会（JCCLS）：標準採血法ガイドライン GP4-A3, 2019

Lesson

11 のおさらい

☑ 浮腫がある血管への静脈ルート確保のコツ：
①マッサージをして血管を浮き立たせる、②
駆血後、血管がありそうな場所を圧迫して探
す、③スパッと穿刺し、穿刺後に点滴の漏れ
を確認する。

☑ 漏れやすい血管への静脈ルート確保のコツ：
①血管の状態を事前に情報収集する、②針
は細めのものを選択する、③血管を浮き出た
せるための工夫を行う。

☑ 点滴ライン内にエアーが入ったときの対処
法：①三方活栓から抜く、②三方活栓から滴
下筒側に注射器に採取した点滴液を注入し
て抜く、③ラインを指ではじいて抜く、④三方
活栓をロックし、クレンメでしごいて抜く。

Lesson ｜ 11 ｜ 静脈ルート確保時の困難血管へのアプローチとトラブル対処法

参 考 文 献

- 日本臨床検査標準協議会（JCCLS）：標準採血法ガイドライン GP4-A3, 2019
- 日本臨床検査医学会：臨床検査のガイドライン JSLM2021, 2022
- 日本臨床衛生検査技師会：静脈採血推奨法 Ver.1.0—真空採血管を用いた採血手技とその
  ポイント　http://www.jamt.jp/information/official/h16/02-2.html
- 日本医療機能評価機構：Minds ガイドラインライブラリ　https://minds.jcqhc.or.jp/
- 日本看護協会：静脈注射の実施に関する指針, 2003
- 佐藤達夫：根拠がわかる 注射のための解剖学, インターメディカ, 2021
- Anne M. Gilroy, Brian R. MacPherson, Jamie C. Wikenheiser（坂井建雄 監訳）：プロメテウス
  解剖学 コア アトラス 第 4 版, 医学書院, 2022
- 石塚睦子, 林省吾, 山内麻江, 伊藤正裕：看護で役立つ 診療に伴う技術と解剖生理, 丸
  善出版, 2014
- 石塚睦子, 黒坂知子：看護学生・新人看護師のための わかりやすい与薬, 第 6 版, テコム,
  2019
- 佐藤智寛：Dr. とらますくの採血＆静脈ルート確保手技マスターノート, ナツメ社, 2017
- 森皆ねじ子：ねじ子のヒミツ手技 1st Lesson, エス・エム・エス, 2009
- 森皆ねじ子：ねじ子のヒミツ手技 2nd Lesson 改訂版, エス・エム・エス, 2013
- 中山有香里：ズルいくらいに 1 年目を乗り切る看護技術, メディカ出版, 2018

索 引

数字・欧文

3点固定 ································· 89
4点固定 ······························· 90
EDTA（エチレンジアミン四酢酸）··········· 114
Yの字の分岐点 ······················ 73, 74

あ行

足の血管へのアプローチ ················· 78
アルコール消毒 ······················ 127

か行

外針 ································ 138
外側前腕皮神経 ···················· 60, 61
環境の準備 ···························· 2
感染対策 ························ 45, 50, 51
逆血 ····················· 33, 35, 45, 141
凝固系検査 ·························· 115
凝固促進剤 ······················ 114, 117
虚血 ······························· 101
クエン酸ナトリウム ·················· 115
駆血 ··················· 23, 100, 133, 150
駆血帯 ··················· 18, 100, 127
　　巻く時間 ························ 23
　　巻く強さ ························ 21
　　巻く場所 ······················ 19, 21
　　―の種類と特徴 ·················· 20
クレンチング ··················· 95, 133
軽打 ································ 72
血液検査 ·························· 112
　　―の種類と採血スピッツの特徴 ········ 118
血液分注器 ·························· 120
血管選びの指標 ······················ 68
血管が出にくい人への対処法 ············· 95
血管の頂点 ·························· 91

血管壁 ······························ 102

血管壁 ······························ 102
血算検査 ·························· 115
血清分離剤 ························· 117
血糖検査 ·························· 116
検査データに影響する採血手技 ········· 127
抗凝固剤 ·························· 114
固定手技 ······················ 24, 154

さ行

採血スピッツ ·············· 49, 87, 101, 112
　　―に血液を入れる順序 ··············· 112
　　―の交換操作 ····················· 50
　　―の中に入っている物質 ············· 114
採血スピッツ内の陰圧 ········ 87, 101, 123
採血途中で血液が止まる原因 ··········· 100
採血ホルダー ···················· 46, 47
　　―の持ち方 ······················ 48
採血練習キット ·················· 4, 49
止血 ······························ 107
視診 ······························· 70
尺側皮静脈 ················· 54, 57, 59, 68
周辺視野 ·························· 49
手背の血管へのアプローチ ············· 75
小伏在静脈 ·························· 79
静脈留置針 ··············· 138, 143, 155
　　―の構造 ···················· 138, 139
静脈ルート確保 ·············· 140, 150
上腕動脈 ·························· 57
触診 ······················ 71, 95, 152
シリンジ採血　→注射器採血
真空管採血 ········ 46, 87, 104, 112, 119, 124
　　―の仕組み ······················ 87
　　―の抜針 ······················ 127
真空採血管　→採血スピッツ
神経損傷 ···················· 38, 54, 68
深呼吸 ·························· 8, 97

生化学検査 …………………… 117
正中神経 ……………………… 57
赤沈検査 ……………………… 116
穿刺の姿勢 …………………… 12
穿刺の方法 …………………… 33
センタリング ………………… 8, 9
足背静脈弓 ………………… 78, 79

た行

大伏在静脈 ………………… 79, 80
蛇行している血管 ……… 104, 155
タバチエール ………………… 65
弾力 …………………………… 68
肘窩の静脈 …………………… 54
注射器採血 … 44, 87, 104, 112, 124
注射器の構造 ………………… 34
注射器の筒先 ……………… 44, 45
注射針のゲージ数と外径 …… 131
肘正中皮静脈 …… 54, 57, 60, 68
直針 ………………………… 37, 38
　　―と翼状針の違いと特徴 … 36
点滴ライン内のエアー抜き … 158
転倒混和 ………… 115, 121, 132
橈骨動脈 …………………… 61, 65
橈側皮静脈 ……… 54, 60, 65, 68

な行

内針 ………………………… 138
内側前腕皮神経 …………… 58, 59
逃げる血管 ……………… 88, 154

は行

刃面 …………………………… 30
針の構造 …………………… 30, 31

針の刺入角度 ………………… 32
針の太さと長さ ……………… 31
針基 ……………… 33, 45, 141
皮下出血 ……………………… 105
肘での採血でねらう静脈と気をつけるべき
　　神経・動脈 ………………… 62
肘の血管へのアプローチ ……… 68
肘の静脈の走行パターン … 56, 57, 71
深くて見えない血管 ………… 91
伏在神経 ……………………… 81
腹式呼吸 ……………………… 8
浮腫がある血管 ……………… 150
フッ化ナトリウム …………… 116
物品の準備 ………………… 2, 93
分注 …………………………… 119
保温 ………………………… 72, 96
細い血管 ……………………… 86
ホルダー採血 →真空管採血

ま行

マッサージ ……………… 72, 95, 151
末梢の運動 …………………… 95
見えない血管の触知法 ……… 94
短い血管 ……………………… 155
メンタル調整 ………………… 4
漏れやすい血管 ……………… 153

や行

指の腹 ………… 54, 72, 94, 152
溶血 …… 88, 124, 127, 128, 130-133
翼状針 …… 34, 37-40, 82, 88, 119
　　―による採血 ……………… 34
　　―を使用した真空管採血の注意点 … 119

写真撮影・提供

fig.2-1, table 2-1, fig.2-6a, fig.2-7, fig.2-9, fig.3-4, fig.3-7, fig.4-4, fig.8-2, fig.9-2a
　　→ 石塚睦子, 正藤倫音（SBC 東京医療大学健康科学部看護学科）
fig.3-6, fig.3-8, fig.6-5, table 6-1, fig.10-5
　　→ ハヤピン

シリーズ 看護の沼にハマる❷

ハヤピン Presents
採血・静脈ルート確保

- -

2025 年 2 月 1 日　第 1 版第 1 刷発行　　　　　　　　　　〈検印省略〉

著 ……………………	ハヤピン
監修・編集協力 ……	石塚睦子
	（SBC 東京医療大学健康科学部看護学科教授）
発行 ………………	株式会社 日本看護協会出版会
	〒 150-0001 東京都渋谷区神宮前 5-8-2
	日本看護協会ビル 4 階
	〈注文・問合せ／書店窓口〉
	Tel 0436-23-3271　Fax 0436-23-3272
	〈編集〉Tel 03-5319-7171
	https://www.jnapc.co.jp
カバーイラスト ……	ソウノナホ
本文イラスト ………	大野智湖・伊東としお・ソウノナホ
装幀 ………………	齋藤久美子
撮影協力 …………	正藤倫音
	（SBC 東京医療大学健康科学部看護学科講師）
印刷 ………………	株式会社教文堂

©2025 Printed in Japan ISBN978-4-8180-2907-1

●本著作物（デジタルデータ等含む）の複写・複製・転載・翻訳・データベースへの取り込み、および送信（送信可能化権を含む）・上映・譲渡に関する許諾権は、株式会社日本看護協会出版会が保有しています。
●本著作物に掲載の URL や QR コードなどのリンク先は、予告なしに変更・削除される場合があります。

JCOPY 〈出版者著作権管理機構 委託出版物〉
本著作物の無断複製は著作権法上での例外を除き禁じられています。複製される場合は、その都度事前に一般社団法人出版者著作権管理機構（電話 03-5244-5088、FAX 03-5244-5089、e-mail: info@jcopy.or.jp）の許諾を得てください。

読者対象：臨床看護師（新人、若手看護師）

「ポイント解説」と「まとめノート」で急変対応がよくわかる！

新人・若手ナースが押さえておくべき「知識」と臨床でよく遭遇する「事例」を、救急看護認定看護師・石井先生がくわしく解説。
Instagramフォロワー数10.5万人の医療系イラストレーター・はやさんの「まとめノート」で楽しく学べます！

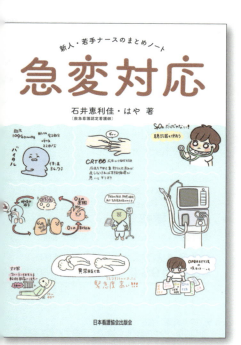

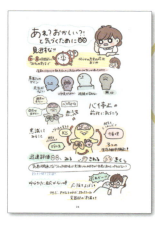

イラスト満載！
急変対応
「まとめノート」

主な内容

- Part1 急変対応の流れと看護ケア
- Part2 急変時の連携・記録
- Part3 事例でわかる！
  症状別 急変時のアセスメントと対応
  呼吸困難（気道狭窄・閉塞）／
  吐血・下血・ショック／
  胸痛／頭痛／意識障害
- Part4 急変時に使用する薬剤

新人・若手ナースのまとめノート
急変対応
石井恵利佳・はや 著

定価 **2,200**円（本体2,000円＋税10%）
A5判／**120**頁
ISBN 978-4-8180-2777-0

日本看護協会出版会
ご注文に関するお問い合わせは コールセンターまで
Tel. 0436-23-3271 Fax. 0436-23-3272
ホームページ https://www.jnapc.co.jp

日本看護協会出版会 営業部
X（旧 Twitter）

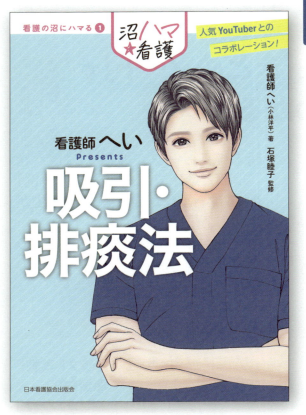

読者対象：病院看護師、訪問看護師、施設看護師、介護職など

登録者数5万人超！
人気YouTuberとのコラボレーション！

"沼ハマ看護"とは、日常の臨床でよく遭遇する困りごとの解決策を追究していった結果、ついにオタクレベルまで到達してしまった看護のこと。

第1弾は、看護師なら誰もが行う基本中の基本の手技である一方、中途半端な知識で行うと患者さんを危険にさらしてしまう、実は奥が深い「吸引・排痰法」です。Check it out !!

YouTube チャンネル
「できるナースと言われる知識！」

看護の沼にハマる❶
看護師へい Presents
吸引・排痰法
看護師へい（小林洋平）著　石塚睦子 監修

定価 **2,420**円（本体2,200円＋税10％）
A5判／**196**頁　ISBN 978-4-8180-2760-

主な内容

Lesson 1　痰と排痰法について知ろう
痰について知ろう／排痰を助ける3つの要素と排痰法／安全に排痰するためのパルスオキシメータの使い方

Lesson 2　口腔・鼻腔吸引のコツ
口腔吸引／鼻腔吸引／口腔吸引と鼻腔吸引、どちらを先に行う？

　Fukabori A　鼻腔から気管までの吸引がダメな理由
　鼻腔から気管までの吸引の是非

Lesson 3　気管吸引① 吸引のタイミング
吸引の大前提／気管吸引のタイミング／人工呼吸器モニタでの吸引のタイミングの判断

Lesson 4　気管吸引② 吸引のコツと手順
気管吸引の方法／開放式気管吸引／閉鎖式気管吸引／気管切開孔からの吸引／開放式と閉鎖式、どちらを選択する？／経管栄養中に気管吸引をする場合

　Fukabori B　吸引カテーテル挿入時、吸引圧は止めて入れる？　かけながら入れる？
　気管吸引の場合／口腔・鼻腔吸引の場合

Lesson 5　吸引実施の順番
吸引実施の順番／体位調整前の吸引／口腔ケアをする際の吸引の順番／VAP（人工呼吸器関連肺炎）予防

　Fukabori C　カフの管理
　カフの役割と適正／カフ圧の調整／カフのトラブル対応／カフ上部吸引をしても分泌物が引けないとき

Lesson 6　吸引以外の排痰法① 咳嗽介助、ハフィング
咳嗽介助・ハフィングの目的／実施前の準備（共通）／咳嗽介助／ハフィング

Lesson 7　吸引以外の排痰法② 加湿、体液管理
痰を軟らかくする方法／加湿／体液管理

Lesson 8　吸引以外の排痰法③ 体位ドレナージ
体位ドレナージの目的／体位ドレナージの手順／体位の選択／体位ドレナージの実際／腹臥位療法

Lesson 9　吸引以外の排痰法④ スクイージング
スクイージングの目的と優先度／スクイージングの手順／部位別のスクイージングの実際

　Fukabori D　小児の吸引
　吸引における小児と成人の違い／口腔・鼻腔吸引／気管吸引